"El conocimiento - esto es, la educación en su sentido verdadero - es nuestra mejor protección contra el prejuicio que no razona y el miedo que produce pánico, ya sea que éstos nazcan de algún interés especial, de minorías restrictivas o de líderes aterrados."

Franklin Delano Roosevelt

"Tan precario es nuestro saber, que incluso en los temas más prolijamente estudiados, surgen a veces insólitos hallazgos."

Santiago Ramón y Cajal

"A hombros de gigantes"

Isaac Newton

Santiago de la Iglesia Turiño

Por qué la bisexualidad nos hace humanos

Sentido biológico de la homosexualidad

Lulu.com

Título: Por qué la bisexualidad nos hace humanos.
Sentido biológico de la homosexualidad

Corrección ortográfica realizada por Militza Vojkovic Acebedo.

ISBN: 978-1-4092-9056-8

Lulu.com

Indice

8

9

Introducción

"La pregunta más difícil es: ¿qué nos hace humanos? [...] El grado de variación fenotípica [entre humanos y chimpancés] no está estrictamente relacionado con el grado de variación en la secuencia". Con estas palabras se abría la discusión del estudio, publicado en *Nature* en 2005, en el que se analizaba el primer borrador del genoma del chimpancé. Los investigadores hacían notar así, que comparando los genes de humanos y simios sería difícil predecir especies tan distintas. Cuatro años después, otro trabajo en el último número de *Nature*, encabezado por el español Tomás Marqués-Bonet, recalca que "las proteínas [de humanos y chimpancés] son virtualmente idénticas"

Público 11/02/2009

En octubre de 2006 se abrió una exposición en el Museo de Historia Natural de Oslo titulada "¿En contra de la naturaleza?" sobre la homosexualidad en los animales. En la muestra se presentaron fotografías de diferentes especies animales en actitudes homosexuales y según comentaron los organizadores a los medios de comunicación, la homosexualidad es un fenómeno común y extendido en el mundo animal. Pese al comentario, la homosexualidad en el mundo animal no es ni tan frecuente ni tan abundante como en el hombre, pero está ahí y es un hecho a tener en cuenta: el hombre no la ha inventado. No es ningún invento humano aunque sí es un fenómeno común en la raza humana. Y en nuestra especie, como veremos, tiene un potente sentido biológico: amortiguar la violencia, sensibilizar y permitir la humanidad. En cualquier parte del mundo donde haya personas hay homosexuales: gays y lesbianas. No importa cuán fuerte sea la represión empleada, más o menos visibles los homosexuales siempre están ahí. A comienzos del siglo XXI, todavía hay algunos países: Afganistán, Arabia Saudita, Yemen, Irán, Sudán, Emiratos Árabes Unidos, Mauritania y Nigeria, que consideran un delito ser gay y lo penan con la muerte. El Presidente de Irán, Mahmoud Ahmadinejad, en una charla que dio en la Universidad de Columbia en Nueva York afirmó que en su país no existe el "fenómeno de la homosexualidad". La pregunta que hay que hacerle entonces es ¿por qué en su país se castiga con la pena de muerte un fenómeno que no existe? Independientemente de lo que diga o deje de decir el Presidente de Irán, desde ya podemos afirmar sin ningún riesgo de equivocarnos que en ese país existe una proporción de gays y lesbianas como en cualquier otra parte del mundo. Posiblemente la represión brutal del régimen haga que los hombres y mujeres homosexuales de ese país deban vivir reprimidos negándose a sí mismos, negando sus más íntimos instintos; a la vez que hacen infelices a sus maridos o mujeres del otro sexo. Pero que no se engañe nadie pensando que la represión anula la homosexualidad, sólo la esconde y de paso crea un montón de familias eternamente infelices. ¿Cómo puede hacer feliz a su esposa el hombre que quiere a otro hombre? ¿Cómo puede hacer feliz a su marido la mujer que anhela a otra mujer? Y por pura lógica, estas uniones socialmente presionadas sólo pueden crear desdicha. Las relaciones de pareja son lo suficientemente complicadas para que puedan funcionar sin amor y sin sexo. La atracción sexual hacia las personas del mismo sexo, siempre es una constante en un porcentaje de la población en todas las sociedades humanas del planeta. Muchas veces la represión salvaje que se da en la mayor parte del mundo hace pensar que la homosexualidad es sólo algo del mundo occidental. Y cuando hablo de represión no me refiero sólo a la penal sino sobre todo a la coerción social ejercida, día a día, por toda la sociedad.

El faraón egipcio Akenatón, 1300 años antes de nuestra era, inventó el monoteísmo o adoración a un único Dios. Y la adoración a Atón, el sol, fue instaurada a sangre y fuego en todo el antiguo Egipto. A su muerte se reinstauró de nuevo la antigua religión pero a pesar de que su credo no le sobrevivió, su invento había nacido para quedarse y triunfar. Si los politeísmos eran malos los monoteísmos nacieron intolerantes y sangrientos. Desde el mismo momento en que los monoteísmos triunfaron convirtieron a sus fieles en esclavos, cercenaron las libertades religiosas y sexuales y a la larga se transformaron en dictaduras religiosas.

Donde los politeísmos exhibían indiferencia a lo distinto y desconocido, los monoteísmos predicaron la represión y la muerte para todo lo diferente. Todo tipo de relación sexual que fuera diferente de la heterosexual reproductiva, se trató con odio, miedo, rencor, aversión, tirria, aborrecimiento, animadversión, abominación, antipatía, ojeriza, desprecio, inquina y rabia. Esta fobia se convirtió en norma y tras siglos de adoctrinar a los niños indefensos se consiguió reeducar a la propia naturaleza humana. Y donde las sociedades antiguas con dioses abiertamente homosexuales y bisexuales veían normalidad, las modernas sólo vieron actos a reprimir y castigar. Todo lo que sexualmente no fuera conducente a la procreación y por lo tanto visto como natural era constitutivo de pecado y penado con la muerte. Así durante casi 1.500 años el hombre se creyó monosexual como sus parientes chimpancés y todo lo que mínimamente difería de esa monosexualidad fue social, religiosa y penalmente reprimido. El hombre se había convertido en esclavo de uno de sus inventos.

Nuestras sociedades están impregnadas de homofobia. Todos nosotros la respiramos cada día y como el aire la pensamos natural. Esta fobia implantada hacia todo lo homoerótico impide un comportamiento sexual humano libre. En el tema sexual el hombre no es libre, los árboles no le dejan ver el sol. El miedo enorme a todo lo homosexual impide observar el fenómeno en su justo término. El deseo homoerótico no es un hecho puntual y aislado, no es una constante de una ecuación matemática como pudiera parecer, es tan sólo un resultado más, una de las siete soluciones posibles a la integral de la sexualidad humana.

Si giramos la vista hacía nuestros parientes los chimpancés comunes y los bonobos o chimpancés pigmeos veremos que no son sexualmente idénticos, presentan sexualidades muy diferentes que los convierten en seres muy distintos socialmente. El chimpancé es monosexual y vive en una sociedad machista muy violenta, el bonobo es pansexual y su sociedad es matriarcal y bastante pacífica. La sexualidad determina que dos especies muy próximas entre sí tengan comportamientos sociales muy diferentes. Los humanos compartimos más del 98% de nuestro genoma con estos grandes simios. A pesar de que nos han hecho creer que nuestra sexualidad era semejante a la del chimpancé, éste es sólo un dato sesgado. Nuestra sexualidad no es ni la monosexualidad del chimpancé ni la pansexualidad del bonobo, es una bisexualidad propia del grupo humano. No existen ni chimpancés ni bonobos gays, pero entre los bonobos las relaciones bisexuales con individuos de uno y otro sexo, son la norma. Un grupo de primates exclusivamente homosexuales sólo es común entre los primates humanos.

Millones de personas en todo el mundo se sienten como bichos raros por sentirse atraídos por personas de su mismo sexo. Muy pocos son los que consiguen aceptarse más o menos y vivir su vida conforme a lo que son. Y esto sólo en los países del mundo que permiten la homosexualidad, en el resto donde no ser heterosexual puede acarrear pena de cárcel o la muerte, la situación es infinitamente peor. El desprecio y la saña con el que las religiones monoteístas marcaron a las relaciones homosexuales ha logrado esconderlas y ha tendido un amplio velo que ha impedido descubrir la realidad y amplitud del fenómeno. Y tras el tupido velo una mayoría aplastante de homosexuales tiene que vivir una vida insulsa, infeliz y falseada. A pesar de que la homosexualidad existe también en el reino animal, nunca es tan general y frecuente como en el hombre. El deseo homosexual forma parte del ser humano, no de un grupo minúsculo, sino en mayor o menor medida de todos los grupos. La homosexualidad no es un suceso aislado es una forma de ser bisexual humano. Es factible postular que la bisexualización cambió la socialización de los homínidos y convirtió al *Homo sapiens* en la especie triunfadora.

Capítulo 1

Machos demoníacos

El antropólogo Wrangham y el escritor científico Peterson (1998), que estudian a los primates desde 1971, propusieron la teoría del macho demoníaco según la cual la conducta social ultra violenta es muy común entre los machos de los grandes simios y los primates en general. Según esta teoría la violencia se encontraría profundamente arraigada en los genes de todos los primates y por tanto en los hombres. Para estos autores, los grandes simios: orangutanes, gorilas y chimpancés, que comparten con nosotros más del 90% del genoma, son todas especies con machos demoníacos. Razonan en su teoría que el nivel de inteligencia de estos grandes simios tiene que ver son sus posturas agresivas. Todas estas especies son lo suficientemente inteligentes para conocer la personalidad de los otros miembros de su sociedad y habrían descubierto que el trato violento es lo que mejor funciona en las relaciones sociales. La coacción nunca sería al azar sino que seguiría unas pautas muy marcadas dentro de la vida social de cada especie. Los machos más violentos son los que mejor comen y los que más hijos engendran. Y de esta forma, la crueldad se perpetúa *"ad æternum"*.

Para estos autores y para otros muchos, los hombres compartimos con nuestros parientes primates este lado oscuro. Y aunque probablemente tengan razón en el hecho de que el hombre puede llegar a ser violento, en general en el día a día, no es tan violento como los otros primates. En cada comunidad humana existe normalmente una pequeña minoría de hombres extremadamente violentos pero el resto no lo es. La sociedad en la que vivimos es incompatible con la violencia extrema que se da entre los grupos de chimpancés. Un hombre puede pasear por un parque, en Barcelona, frente a una pandilla de hombres desconocidos sin que estos se metan con él. Para un chimpancé transitar solo ante un grupo de machos que no son compañeros ni familia probablemente suponga heridas muy graves e incluso la muerte. Pertenecemos a la familia de los primates, somos inteligentes y al igual que ellos conocemos la personalidad de los otros miembros de nuestro grupo y sin embargo la violencia extrema no es la ley de nuestras sociedades. ¿Qué nos hace tan diferentes siendo genéticamente tan iguales?

Antes de pasar a ver el lado más violento y oscuro de los grandes simios, es bueno recordar que también tienen rasgos elogiables como el compañerismo, la empatía y el altruismo. Una muestra de este comportamiento la tenemos en el suceso ocurrido hace unos años en el parque zoológico de *Brookfield* en Chicago. Un niño de tres años cayó al foso en el que viven los gorilas desde una altura de cinco metros. Binti Jua, una gorila del foso, salvó al niño cogiéndolo en brazos cuando cayó impidiendo así que cualquier otro gorila se le acercara. Además, llevó al pequeño unos 18 metros, hasta una de las puertas del foso y lo dejó allí para que los cuidadores del zoo se hicieran cargo de él. El niño se recuperó del todo tras pasar cuatro días en el hospital. Este libro, sin embargo, se centra sobre todo en el lado más oscuro de los primates, en la violencia masculina ampliamente estudiada y observada. Puesto que compartimos con el chimpancé gran parte de nuestro genoma me centraré sobre todo en esta especie.

1.1 Gombe, el fin del paraíso

En 1960 la antropóloga Jane Goodal se trasladó a Tanzania para estudiar los chimpancés en su ambiente natural en el Parque Nacional de Gombe, iniciando de esta manera los estudios que le darían fama internacional. Durante sus primeros años en el Parque no observó comportamientos extremadamente violentos entre los chimpancés que estudiaba. La cosa cambió a principios de la década de los setenta cuando el grupo de primates, en observación, se fragmentó en dos subgrupos diferentes: el grupo original, Kasekela, al norte de la cordillera de Gombe y el nuevo grupo, Kahama, al sur. El 7 de enero de 1974 fue la primera vez que se vio actuar a los chimpancés de forma extremadamente violenta. Los chimpancés vigilan su territorio empleando pequeñas cuadrillas de machos. En esa fecha se pudo observar como pequeñas partidas de cuatro o cinco chimpancés machos, pertenecientes al subgrupo del norte, que salieron a patrullar su territorio acababan muy frecuentemente teñidas de sangre, pues además de defender su demarcación invadían el territorio rival y mataban a los individuos solos o más débiles. Estas patrullas poco a poco fueron matando a todos los miembros del subgrupo del sur, ni los miembros más ancianos del grupo fueron respetados, sólo permitieron vivir a las hembras jóvenes a las que obligaron a reintegrarse en el grupo. Lo peor de todo es que estos chimpancés se conocían, antes de la escisión habían vivido y jugado juntos, se habían reído juntos, se habían abrazado, habían compartido la comida y habían cohabitado con cierta armonía. No eran seres desconocidos pero, aún así, ni las criaturas más frágiles fueron perdonadas. Si alguien los excusa pensando que se habían olvidado los unos de otros se equivoca. Frans de Waal (2007) cuenta en su libro, "El mono que llevamos dentro", que incluso en cautividad los chimpancés son tan xenófobos como los salvajes. Los cuidadores saben que no se pueden introducir machos en grupos ya formados hasta que no hayan desaparecido todos los de la comunidad, si no quieren un baño de sangre. E incluso en grupos sin machos es difícil la introducción de nuevos miembros masculinos. En un grupo de chimpancés del *Yerkes Primate Center* intentaban introducir machos nuevos pero era imposible, las hembras los atacaban y había que sacarlos de allí antes de que los mataran. Sólo consiguieron introducir un macho al que protegieron dos hembras con uñas y dientes. Cuando se revisó su ficha se comprobó que catorce años atrás, este chimpancé había vivido con ellas en otra institución zoológica antes de llegar a *Yerkes*, y aún así lo recordaban y lo protegieron de las otras.

Las observaciones de Gombe descubrieron que los chimpancés de Kasekela, no sólo defendían su territorio sino que atacaban a los vecinos solitarios. Para Wrangham y Peterson (1998) era como si los chimpancés buscaran estos encuentros agresivos con los machos vecinos, pues casi siempre se observaban incursiones de ataque. En ocasiones penetraban hasta casi un kilómetro en las tierras del grupo vecino de Kahama. La comida usada a veces de excusa, no sirve de pretexto para estos ataques, ya que durante estas luchas siempre descartan comer. Los grupos de patrulla o asaltantes que solían ser bastante grandes estaban formados por machos adultos, aunque en ocasiones se unió alguna hembra. Las patrullas vigilaban la zona fronteriza escuchando y observando. Si encontraban a machos aislados y solitarios o a pequeños grupos más débiles hacían redadas con consecuencias fatales. Estos autores fueron testigos de varios de estos ataques y narraron como ocurrieron. En el primero, tres machos y una hembra adultos de Kasekela descubrieron a *Dé*, un chimpancé macho aislado cerca de una hembra joven. Los machos lo rodearon y se abalanzaron contra él, en medio de enormes gritos, amenazando a la hembra joven para que no interviniera. *Dé* intentó huir subiéndose a un árbol, pero en la huída al saltar a otro árbol la rama se rompió y él quedo colgando. Uno de los machos de Kasekela saltó y pudo agarrar su pierna y con ayuda de los otros tres machos lo tumbaron en el suelo. Finalmente, con *Dé* en el suelo se unió la hembra y entre los cuatro estuvieron machacándolo a saltos, patadas y mordiscos durante veinte minutos hasta que lo dejaron medio muerto con la piel y la carne desgarrada. Luego obligaron a la joven hembra a unirse a su grupo y regresaron al campamento. *Dé* murió pocos días después. Un año después se encontraron con Goliat, un macho que cinco años atrás había formado parte del grupo de Kasekela. Goliat no era ninguna amenaza para sus agresores ya que era un macho viejo y encorvado de dientes desgastados pero su destino fue igual de cruento que él de *Dé*. Cuando el grupo asaltante pilló a Goliat indefenso se abalanzó sobre él. Al principio intentó proteger la cabeza pero luego se rindió. Dio igual, sus agresores le arrancaron las uñas a muerdos, le desencajaron un miembro y estuvieron golpeándolo durante dieciocho minutos, tras los cuales lo dejaron allí sangrando, con heridas en la cabeza y la espalda desgarrada para que muriera. Uno a uno fueron exterminando a todos los machos de Kahama, seis en total, hasta que sólo quedó un joven adolescente de unos diecisiete años llamado Sniff que de niño había jugado con muchos de ellos. Sniff sufrió la misma suerte que sus compañeros de Kahama, no hubo compasión para él. En este caso se sentaron sobre él y lo inmovilizaron, e inmóvil e indefenso fue golpeado y desgarrado a muerdos por los otros machos. De un muerdo le rasgaron la tráquea por la que brotó sangre y otro macho de su misma edad la bebió. Cuando acabaron estaba más muerto que vivo. Una vez terminaron con todos los machos continuaron con la misma faena, ahora con las hembras más adultas a las que mataron a golpes, a las jóvenes les permitieron integrarse en su grupo. Finalmente tras haber expandido su territorio, un grupo vecino de chimpancés desconocidos les atacó y esta vez hubo víctimas de la comunidad de Kasekela. El ciclo violento parecía no tener fin.

Estos ataques no sólo se suscriben al Parque Nacional de Gombe. Observadores japoneses del grupo de Toshisada Nishida vieron desaparecer toda una comunidad de chimpancés en el parque Nacional de Mahale, en aproximadamente una década. En toda África han desaparecido grupos enteros de chimpancés de forma violenta a manos de sus vecinos. Para un chimpancé macho solitario encontrarse con una patrulla de vecinos supone una muerte segura, brutal y violenta (de Waal 2007).

Los machos viven para siempre en los grupos que nacieron, a no ser que el grupo se escinda. La xenofobia entre los chimpancés es incuestionable: es imposible introducir un macho en un grupo cautivo ya formado o chimpancés criados en cautividad en la selva. La violencia de sus congéneres podría acabar rápidamente con ellos.

1.2 Relaciones intergrupales

El zoológico de Burger en Arnhem (Holanda) tiene la colonia de chimpancés cautivos más grande del mundo. El primatólogo Frans de Waal (1993) describe como en la década de los setenta se desató una lucha maquiavélica por el poder que terminó con el resultado de la deposición en el mando de Yeroen, el macho alfa dominante. Luit estuvo maquinando durante cinco años hasta lograr su objetivo. Luit no pudo alcanzar el puesto de macho dominante, solo y por la fuerza, necesitó la ayuda de un aliado, Nikkie, un macho de menos edad. Una mañana de Waal fue llamado urgentemente por su ayudante. Al llegar , encontró a Luit semiinsconciente, cubierto de sangre y con las carnes desgarradas. Estaba lleno de heridas por todo el cuerpo, en la cabeza, las manos, los pies pero lo peor de todo es que le habían arrancado los testículos a muerdos. Luit fue llevado urgentemente a la enfermería y pese a ser sometido a cirugía murió, las heridas lo habían desangrado. El poder de Luit había terminado de forma abrupta y sangrienta. En cuanto Luit se convirtió en macho alfa asumiendo todo el poder de la colonia, Nikkie se coaligó con el macho alfa depuesto en contra del nuevo alfa, esta alianza dio como resultado el asesinato de Luit. Es normal que en el curso de las peleas masculinas, todos los chimpancés acaben marcados con varias cicatrices pero sólo en contadas ocasiones se obtienen resultados fatales. La deposición de un macho alfa puede acabar con la muerte de éste, pues si el anterior queda vivo siempre puede revolverse, aliarse con otros machos y atacar para recuperar el mando. Ser macho de chimpancé desde luego no debe ser ningún sueño. Todos los primates vivimos en mundos sociales muy complejos donde hay amigos, enemigos y relaciones. Aunque pueda parecer que la inteligencia es un factor atenuante en la violencia, en realidad no lo es. Según Wrangham y Peterson (1998) la inteligencia de la especie es la causa, no el amortiguador. Y remarcan que cuando los animales son lo suficientemente inteligentes para conocer la personalidad de los otros, con sus fallos y sus logros, se pueden crear intrigas y manipular con un fin determinado. La violencia en la relación es lo que produce mayores rendimientos: más comida, poder absoluto, las mejores hembras y más hijos. El éxito reproductor de los más violentos está asegurado, con lo que estos primates viven en un círculo de violencia sin fin.

1.3 Relaciones entre bonobos

El sexo es el verdadero amortiguador de la violencia entre los bonobos. En este grupo de chimpancés pigmeos dominan las hembras. Frans de Waal (2007) nos cuenta que la agresión no está ausente en estos primates y en cautividad la agresión contra los machos es un problema cada vez más grande y frecuente. En la sociedad de los bonobos, donde el poder es matriarcal, la jerarquía de los machos está ligada a la jerarquía de sus madres. Los bonobos son menos agresivos que los chimpancés pero no son angelitos y cuando las hembras atacan las cosas se ponen feas para el varón que pillen. Pero la violencia en los bonobos nunca llega a ser dramática como sucede en los otros chimpancés. Generalmente las tensiones se calman antes de que desemboquen en conflictos empleando el sexo social. El sexo amortigua la violencia y ésta se ve inmediata y claramente disminuida. Los encuentros sexuales son muy frecuentes. Se han contado y son normales, seis en sólo dos horas o setecientos durante todo un invierno (de Waal 2007). El sexo mitiga ampliamente la violencia en esta especie, aunque cualquier jerarca religioso los preferiría violentos.

1.4 Machismo

Los humanos somos por regla general bastante machistas, pero nada que ver con nuestros parientes primates. Según Wrangham y Peterson (1998) un macho adulto de chimpancé ingresa en el mundo masculino a través de la violencia. El joven pasa a su edad adulta golpeando a cada hembra del grupo, pataleándola, atacándola y abofeteándola hasta que logra dominarlas a todas. No es nunca una violencia tan brutal como la que ocurre entre machos, aquí nunca se las mata y rara vez se las lesiona, pero la coerción violenta sólo parará cuando las hembras se hayan sometido a él.

Como vimos en un párrafo anterior, en los bonobos es el macho el que sufre las iras de las hembras. En el pasado los zoológicos acostumbraban a intercambiar machos bonobos entre sí para criar con sus hembras. Cuando el macho llegaba al nuevo zoo le esperaba un recibimiento tan hostil, que el pobre macho hubiera preferido no haber nacido, que había que devolverlos a su lugar de origen. Pues las hembras bonobos también son capaces de emplear la violencia (de Waal 2007).

1.5 A los chimpancés les gusta la carne

Los chimpancés cazan. Según Frans de Waal (2007) forman una cuadrilla alborotadora, peleona y salen de caza. Cuenta como una vez estaba sentado bajo un árbol en el que varios machos adultos y hembras en estro estaban repartiéndose la carne de un colobo, mono arbustivo, que estaba todavía vivo y gritaba. Al día siguiente, una cría jugaba con la cola del pequeño mono. Lo peor del caso no es que cacen sino que se repartieran la carne del pequeño mono cuando aún vivía y chillaba.

Al parecer los chimpancés son muy aficionados a la carne. Y según de Waal (2007) el tema se vuelve muy serio cuando se trata de carne humana. Frodo, un chimpancé que había perdido el respeto a las personas, robó un bebé de catorce meses de la espalda de una niña que atravesaba el Parque Nacional con una mujer mayor. Cuando encontraron al chimpancé estaba devorando al niño que yacía muerto. En las cercanías de Uganda este problema, de robo de infantes para comer su carne se ha convertido en plaga y los bebés cercanos al parque son sustraídos incluso de sus casas. Los chimpancés son mucho más fuertes que cualquier humano y sin armas la gente está indefensa.

1.6 Violaciones en las selvas de Borneo

El orangután es uno de los otros cuatro grandes simios junto con los gorilas, chimpancés y bonobos más cercanos en la línea evolutiva al ser humano. Entre los orangutanes hay un claro dimorfismo sexual con gran diferencia de tamaños entre machos y hembras. La presencia de machos adultos dominantes retrasa la maduración de los machos más jóvenes, haciendo que se interrumpa el desarrollo en una estrategia evolutiva adaptativa. En los zoos los machos adultos son muy agresivos con los adolescentes, en la naturaleza se hallan dispersos y los encuentros y la agresividad son menores. Según Mitani (1985) la gran mayoría de las hembras de orangután son sólo receptivas a los machos maduros mucho más grandes que ellas. El estudio de orangutanes en libertad mostró una conducta desagradable de estos primates. Los machos subadultos tienen hijos forzando a las hembras contra su voluntad a tener sexo,

27

exactamente las violan. Las hembras en estro quieren copular con un macho adulto de gran tamaño y se resisten enérgicamente a las relaciones sexuales con estos machos inmaduros, pero ellos las muerden y fuerzan hasta que se someten a sus antojos sexuales de procreación. Los machos subadultos y los adultos sin territorio propio vagan en busca de hembras en estro. Cuando encuentran una hembra, la siguen, la violentan y la coaccionan reiteradamente hasta que se rinde y deja de oponerse o hasta que el jefe del territorio acude atraído por los aullidos de la hembra acosada (Mitani 1985). John Mitani y sus ayudantes estudiando orangutanes en Borneo a principios de los años 80, descubrieron que la inmensa mayoría de las cópulas producidas entre hembras en estro y machos subadultos o adultos sin territorio, son forzadas y por tanto violaciones.

En ocasiones los chimpancés también fuerzan a las hembras en estro para que tengan sexo con ellos si éstas no quieren.

1.7 Infanticidio entre los gorilas

Los gorilas son en su mayor parte silenciosos, tranquilos y afectuosos entre sí. Viven en grupos integrados por un macho adulto denominado lomo plateado, varias hembras y sus crías. Los gorilas presentan madres delicadas y padres tolerantes. Dian Fossey fue la primera en describir el infanticidio entre los gorilas de montaña en la reserva de Virunga en África Central. La agresión dentro del grupo es rara, pero cuando se produce un encuentro con otro grupo las cosas cambian. Los machos alfa harán demostraciones de su fortaleza con intimidaciones, esto puede ser suficiente o no y tendrá lugar una pelea a muerte entre espaldas plateadas. Las hembras están totalmente subordinadas al macho dominante. Los hijos varones serán expulsados del grupo una vez llegan a la edad adulta y vagarán por el bosque en busca de una o más hembras para formar un nuevo grupo (Fossey 1985). El lomo plateado es el centro de la sociedad gorila y cuando éste muere por enfermedad, accidente o los furtivos, el clan pierde su motor y se ve tremendamente afectado. Cuando un nuevo macho de lomo plateado llega al grupo, mata a todos los descendientes del macho anterior. Al morir Dian Fossey en manos de cazadores furtivos había en su centro de investigación 50 infantes de gorila. El 38% de ellos murieron antes de los 3 años y de ellos el 37% fueron víctimas de infanticidio. Según la estadística cada hembra de gorila verá morir al menos a uno de sus hijos en manos de un espalda plateada (Wrangham y Peterson 1998). Según Wrangham y Peterson (1998) el peligro de infanticidio aumenta sin un macho alfa protector y si éste desaparece sus hijos serán sacrificados por el nuevo macho. Lo más peculiar del caso es que las hembras cuyos hijos mueren se unen a su asesino de manera voluntaria, las hembras de gorila son libres de irse del grupo si lo desean, y pronto tendrán un bebé con él. Las hembras se sienten más atraídas por los machos infanticidas. El infanticidio hace atractivo al asesino, hecho que provoca que en casos de grupos con macho protector otros machos intenten el infanticidio; eso sí, con posibilidades escasas. Según estos autores las hembras están atrapadas por la lógica de la violencia, un macho demuestra que puede ser buen protector matando los hijos de su antecesor. Sería su manera de decirles a las hembras que son totalmente vulnerables y que los necesitan pero además evolutivamente beneficia al asesino que incrementa su capacidad de generar descendientes.

El infanticidio no sólo es común entre los gorilas también se da en el chimpancé y en 15 especies más de monos.

1.8 ¿Somos tan demoníacos?

Para Wrangham y Peterson (1998) los abrazos, besos y cariños de los simios son tan elaborados como el uso que hacen de la fuerza bruta. Y esto es así porque la inteligencia convierte el afecto en amor y la agresión violenta en castigo y control. Los individuos que emplean la violencia comen mejor que el resto, ordenan y mandan sobre los otros y además tienen muchos más hijos. Es necesario que el animal sea lo suficientemente inteligente para conocer la personalidad de los otros, sólo así la conducta violenta puede tener semejante impacto. Y aunque pueda parecer chocante, en los simios a más inteligencia más violencia. Los humanos somos primates más inteligentes que el chimpancé y sin embargo en nuestras sociedades, en la mayoría de los casos, no se dan conductas tan violentas.

En la especie humana, la bisexualidad sería el factor amortiguador de la violencia. La bisexualidad haría que la mayoría de los machos humanos no sean tan violentos como sus parientes y como les correspondería por su inteligencia. Aún así una pequeña minoría de hombres será violenta por naturaleza, los

Kinsey 0 podrían ser tan violentos como nuestros parientes los chimpancés. La bisexualidad que amortiguó la violencia masculina es la catapulta que permitió socializar a nuestra especie, sin este potente amortiguador todos los logros sociales conseguidos por la humanidad hubieran sido prácticamente imposibles: ¿Cómo colaborar, investigar, cultivar o construir en un entorno de violencia tan constante y cruel?

Según Gwynne Dyer (2007) los ejércitos siempre han asumido que un soldado matará en combate para defender su vida, pero cuando se investigó durante la Segunda Guerra Mundial lo que sucedía en realidad, se vio que las cosas no eran tan sencillas. Sólo un pequeño porcentaje de soldados, (1 de cada 7), no tendrá objeciones para matar a otro ser humano pero la gran mayoría, (6 de cada 7), incluso en las condiciones reales de la batalla prefiere no hacerlo. Para romper esta resistencia a matar, los ejércitos han de enseñar a sus soldados pero como enseñan las guerras recientes a un coste muy elevado: un fuerte estrés postraumático que desestabiliza a la persona física y mentalmente. Por tanto, hay que replantearse muchos de los hechos que conocemos por el cine y que éste nos muestra como históricos, ya que en realidad son documentos histéricos e irreales teñidos de sangre. Gwynne Dyer (2007) escribió:

"Los hombres matan cuando los obligan, pero en su gran mayoría esos hombres no son asesinos natos. Tal vez sea significativo, en ese aspecto, que la fuerza aérea de Estados Unidos descubrió durante la Segunda Guerra Mundial que menos del 1% de sus pilotos de guerra se habían vuelto "ases" [...] la mayoría de pilotos de guerra nunca derribaban a nadie.

31

Los pilotos de guerra vuelan casi todos en aviones de un asiento donde nadie puede observar de cerca lo que están haciendo, y aún en la Segunda Guerra Mundial podían ver frecuentemente que dentro de la nave enemiga había otro ser humano"

La homofobia está ampliamente instalada en nuestra sociedad, pero si no existieran homosexuales, sino fuéramos bisexuales no seríamos humanos, al ser más inteligentes que los chimpancés obligatoriamente deberíamos ser aún más violentos. No olvidemos que para Wrangham y Peterson (1998) la inteligencia convierte el afecto en amor, pero también la agresión violenta en castigo y control.

El bonobo pansexal (bisexual al 50%) necesita del sexo social para amortiguar su dejo violento; en los humanos como en los bonobos, el sexo ha mitigado la violencia, el modelo de la bisexualización graduada de Kinsey permite una multitud de machos poco violentos. Sin bisexualización las peleas entre hombres serían interminables y las relaciones violentas se habrían prolongado indefinidamente en el tiempo como en nuestros parientes primates. Seríamos más neandertales que humanos. Si hoy podemos subir a un tren o a un avión lleno de hombres y mujeres desconocidos es porque la violencia en nuestro grupo de primates está mitigada. Para la primatóloga Sarah Blaffer Hrdy (2009), un chimpancé tendría suerte si al bajar del transporte se despide del grupo de desconocidos con todos los dedos de las manos y de los pies en su sitio.

Capítulo 2

La bisexualidad humana

En las elecciones presidenciales de los Estados Unidos en las que fue elegido Obama, se votó además, en algunos estados como California y Florida el derecho de las parejas del mismo sexo a contraer matrimonio. La proposición 8 determinaba la inclusión de un párrafo en la Constitución del Estado que redefiniría al matrimonio como la unión entre un hombre y una mujer, con la intención de prohibir los enlaces entre personas del mismo sexo ya que en California el matrimonio homosexual era legal por decisión del tribunal supremo estatal. Keith Olbermann, un periodista y comentador político lanzó al aire, en su programa televisivo, una pregunta inteligente y directa a todos aquellos que votaron en el referéndum a favor de la proposición 8: "¿Por qué te importa tanto todo esto?" La pregunta dio en el clavo, encierra toda una filosofía, una forma de entender la vida de la gente común y corriente. ¿Por qué a los heterosexuales les importa tanto lo que hacen los homosexuales? ¿Acaso la mayoría de la gente tiene miedo a infectarse y volverse homosexual?

La homosexualidad está en todos y cada uno de los grupos humanos. Las prácticas homosexuales han existido desde los mismos albores de la humanidad, en todas las épocas y en todas las civilizaciones; pese a ello siempre parece que se cuela como un polizón extraño. Todo el mundo tiene un hermano, primo, amigo o conocido homosexual, pero aún así la atracción por las personas del mismo sexo se convierte en un doloroso estigma invisible para todos los homosexuales, tan pesado o más que la estrella de color rosa cosida a la ropa, que lucían los gays en los campos de concentración nazis.

¿Por qué es tan universalmente rechazado el fenómeno homosexual? Con una implantación tan grande y una distribución tan universal, lo normal sería que la gente mirara a las personas y no se fijara en algo tan privado como saber con quienes se acuestan. Durante mucho tiempo esta pregunta rondó en mi mente, al principio pensé que podía estar relacionada con la religión católica en la que me habían educado, pues todas las religiones actuales sienten un miedo irracional a la homosexualidad y para la mayoría es el mayor pecado. Luego llegué a la conclusión que no es la homosexualidad de los otros la que molesta sino la parte de homosexualidad propia, el miedo a que se escape y desenfrene, en definitiva el miedo a una parte de uno mismo que está ahí y no se comprende.

2.1 Informe Kinsey

La repuesta a mis preguntas se había publicado hacía muchísimos años. Mucho antes de que yo naciera, la respuesta estaba ahí desde 1948 y aún así nadie parece haberla captado en su totalidad.

Debemos la respuesta a Alfred Charles Kinsey y sus colaboradores. Kinsey empezó como profesor auxiliar de Zoología en la Universidad de Indiana en 1920. Y se convirtió en un zoólogo de gran reconocimiento internacional por sus estudios sobre las avispas de agallas (examinó y midió unos 35.000 ejemplares). Además dirigió varias exploraciones biológicas por Latinoamérica. En 1938, la Universidad de Indiana le propuso que coordinara un curso sobre los aspectos biológicos del matrimonio. Este suceso cambió el rumbo de sus investigaciones y empezó una investigación sobre la sexualidad humana. Sus estudios sobre el sexo en los humanos, financiados por la Fundación Rockefeller, duraron muchos años. Durante todo este tiempo Kinsey y sus investigadores realizaron 18.000 entrevistas personales a hombres y mujeres de los Estados Unidos. Todo este inmenso trabajo se publicó en dos libros que aparecieron en 1948 y 1953. El primero que versaba sobre la sexualidad masculina se titulaba "El comportamiento sexual en el hombre" y tuvo gran éxito entre el público. El segundo, centrado en la sexualidad femenina fue titulado el "Comportamiento sexual en la mujer".

El informe Kinsey sobre la sexualidad masculina, es un documento basado en 6300 entrevistas personales realizadas a hombres (5300 de ellos de raza blanca) en diferentes partes de los Estados Unidos de América. El impacto del informe Kinsey continúa y se mantiene en la actualidad. El número de datos es lo suficientemente grande para presuponer que todos sus resultados son estadísticamente muy significativos. En aquella época, la asociación americana de estadística hizo un informe evaluativo de la metodología empleada por Kinsey, el informe no sólo era favorable a los métodos empleados, sino que además expresaba su admiración por un trabajo tan excelente. En su tiempo no existían los métodos probabilísticos que hoy en día se consideran imprescindibles para garantizar la fiabilidad de las encuestas sociológicas, por lo que los sociólogos actuales plantean serias objeciones a los datos obtenidos.

2.2 La escala de Kinsey

Una de las grandes conclusiones del informe, independientemente de la cantidad de homosexuales en la población, es la graduación sexual. Por primera vez se confeccionó una escala sobre heterosexualidad-homosexualidad en siete grados, donde un extremo, el grado 0, manifestaba una heterosexualidad completa sin ambages y el otro extremo, grado 6, una homosexualidad exclusiva. Kinsey escribió:

"En relación a los modelos de conducta sexual, muchas de las reflexiones que han hecho tanto los científicos como los hombres de leyes se fundamentan en la asunción de que las personas son "heterosexuales" u "homosexuales", que estas dos especies son antitéticas en el mundo sexual y que hay un grupo insignificante de "bisexuales" que ocupan una posición intermedia. Con los casos de nuestro estudio, sin embargo, queda claro que la heterosexualidad y la homosexualidad de muchas personas no es una cuestión de todo o nada. Es cierto que algunas personas tienen una historia exclusivamente heterosexual, tanto en sus experiencias físicas como en sus reacciones psíquicas; del mismo modo, hay personas exclusivamente homosexuales, tanto en sus experiencias físicas como en sus reacciones psíquicas. Pero nuestros datos muestran que hay una proporción considerable de la población en cuyas historias se combinan la heterosexualidad y la homosexualidad. En algunos, las experiencias heterosexuales predominan, en otros predominan las experiencias homosexuales, y otros tienen una experiencia bastante igual en uno y otro sentido.

Por tanto, los hombres no se dividen en dos grupos de población distintos (los heterosexuales y los homosexuales), como distinguimos las ovejas de las cabras. Las cosas no son blancas o negras. Al emplear taxonomías es importante comprender que la naturaleza raramente se deja clasificar con categorías. Es la mente humana la que inventa categorías y fuerza la realidad para encasillarla en ellas. En la vida real, hay una continuidad entre uno y otro extremo. Cuanto antes entendamos este aspecto de la conducta sexual humana, antes alcanzaremos una comprensión real de la sexualidad.

Para dar cuenta de esta continuidad entre los dos extremos de la escala (las historias exclusivamente heterosexuales y las exclusivamente homosexuales) nos ha parecido conveniente desarrollar una especie de clasificación que refleje los distintos grados de experiencia o respuesta heterosexual y homosexual de cada historia. A cada individuo se le podría asignar una posición en la escala, en cada etapa de su vida, de acuerdo con las siguientes definiciones, teniendo en cuenta tanto las experiencias físicas como las reacciones psicológicas"

A pesar de haber trascurrido más de 60 años desde la publicación del informe, muy pocos estudios se han centrado en la clara bisexualidad expresada en la escala. El famoso 10% de población homosexual nubló todo lo demás e impidió dar una visión global de la misma.

Según Kinsey *et al.*, (1948) la escala sexual puede resumirse en el siguiente esquema:

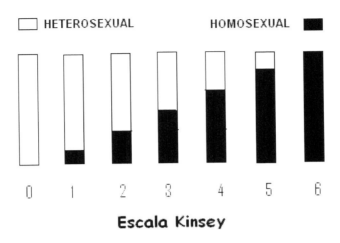

Escala Kinsey

0. Exclusivamente heterosexual.
1. Predominantemente heterosexual y sólo incidentalmente homosexual.
2. Predominantemente heterosexual y con experiencias homosexuales más que incidentales.
3. Igualmente heterosexual y homosexual.
4. Predominantemente homosexual y con experiencias heterosexuales más que incidentales.
5. Predominantemente homosexual y solo incidentalmente heterosexual.
6. Exclusivamente homosexual.

El miedo patológico a la homosexualidad predicado durante siglos por las religiones y asimilado como dogma de fe por la ciudadanía, borró toda posible visión imparcial del informe. Si estudiamos sin prejuicios la escala observamos que la sexualidad en el hombre está claramente graduada. Del estudio se desprende que los humanos no se dividen en dos grupos de población distintos, los heterosexuales y los homosexuales, sino que la sexualidad está dividida en grados y que cada individuo podría encasillarse en uno de estos grados para cada etapa de su vida. La gran conclusión del mensaje es que en el hombre la sexualidad es muy compleja.

2.3 Reinterpretando la escala sexual

La sexualidad humana está compartimentada, no es la clara monosexualidad animal, de la mayoría de primates. En los seres humanos la sexualidad es muchísimo más compleja. La relectura de la graduación de Kinsey permite englobar la sexualidad humana en una compleja bisexualidad heptaseptada, tabicada en siete sexualidades distintas. En definitiva, una escala que nos muestra al ser humano, en general y en su conjunto, como bisexual.

La bisexualidad no debe ser entendida como una atracción igualitaria por los dos sexos, este sería sólo uno de sus grados; el del centro, que siguiendo la clasificación empleada por de Waal (2007) se denomina en todo el documento como pansexualidad. La bisexualidad humana es mucho más amplia que la pansexualidad, es en realidad una suma de atracciones. Por ejemplo un individuo de la escala Kinsey 2 sería una persona bisexual con 2 partes (33,33%) homosexual y 4 partes (66,67%) heterosexual de un total de 6 partes (100%). Es casi seguro que este individuo se comporta como un heterosexual puro por la influencia social, pero independientemente del grado de atracción sexual por mujeres u hombres, el individuo bisexual de grado

Kinsey 2 es evidentemente muy diferente al individuo Kinsey 0 y aunque ambos parezcan prácticamente iguales respecto a sus sentimientos de atracción por las féminas, el primero será más sensible y menos agresivo que el segundo.

La sexualidad humana se vuelve así muy compleja, no existen sólo dos o tres grupos que la mayoría de la población asume, sino siete. El ser humano no es monosexual, como la gran mayoría de los animales del planeta. El ser humano posee una sexualidad más rica y más amplia. Una sexualidad que no se detiene en el blanco o en el negro sino que se divide en gran variedad de fragmentos, tantos como los colores del arco iris. Y sólo en los extremos se da una sexualidad no mezclada.

La bisexualidad no sólo comportará un grado de atracción por individuos del mismo sexo, socialmente muy condicionada, sino sobre todo y fundamentalmente por un grado de feminización o masculinización dentro de cada sexo. Somos una especie con un dimorfismo sexual bastante marcado, donde los cerebros masculino y femenino son diferentes. La bisexualidad graduada impartirá un grado mayor o menor de feminidad o masculinidad a los individuos dentro de su grupo, pero una mujer Kinsey 6 no será nunca un hombre sino una mujer con rasgos más masculinos que el resto de sus compañeras, ni viceversa. La bisexualidad no crea hembras entre los machos ni machos entre las hembras sino que permite a ambos sexos tener dentro de su grupo una visión del mundo cercana a la del contrario.

Con respecto al grado de violencia y sensibilidad, un hombre situado en la escala Kinsey 0 será tan o más violento que un chimpancé, en cambio uno situado en el grado 2 de la escala tendrá una parte importante de carga feminizante, por lo que su grado de violencia será muchísimo menor y tenderá a ser más sensible. Sin embargo con toda probabilidad ambos individuos, en nuestra sociedad, sólo se sentirán atraídos por mujeres y pasarán como igualmente heterosexuales. En realidad no son dos individuos heterosexuales iguales sino dos individuos distintos pertenecientes a diferentes escalas del rango. En las sociedades antiguas menos homófobas, como Grecia y Roma en la época Clásica, las relaciones bisexuales eran muy comunes como veremos en el capítulo siguiente. Los hombres, en teoría, heterosexuales separados de mujeres por un largo periodo de tiempo acaban relacionándose sexualmente con otros hombres. Sin embargo, los chimpancés en la misma situación nunca lo hacen ¿por qué?

Además los hombres heterosexuales que, por las razones que sean, acaban manteniendo relaciones sexuales con otros hombres, generalmente acaban creando un vínculo afectivo como las otras parejas. Heinz Heger (2002) en su libro "Los hombres del triángulo rosa" cuenta sus vivencias en varios campos de concentración alemanes durante la segunda guerra mundial. Describe como los capos de cada barracón tenían relaciones sexuales con chicos de entre 16 y 20 años, a los que se llamaba peluches o muñecos, con la aprobación general de los demás internos y los guardias de las SS, que hacían la vista gorda. Durante sus años de cautiverio él mismo fue uno de estos peluches y gracias a los vínculos generados en estas relaciones salvó la vida varías veces.

"Al cabo de unos cuantos días todos los decanos del bloque y capos, o por lo menos la mayor parte de ellos se habían provisto de un joven como sirviente, a los que se llamaba chicos de la limpieza, aunque generalmente la función principal de estos muchachos era servir de amantes, es decir, debían compartir cama con su jefe y ser solícitos con él. ... Estos peluches... generalmente tenían de 16 a 20 años. Pronto se volvieron unos sinvergüenzas, pues sin importar lo arrogante que fuera su actitud con los demás presos, contaban siempre con la protección de su amigo entre los notables....

Los presos que llevábamos el triángulo rosa seguimos siendo a los ojos de los demás "unos maricones de mierda", pero los mismos presos que nos insultaban y condenaban con estas palabras no parecían demasiado perturbados por las relaciones que los decanos del bloque y capos mantenían con los muchachos polacos. Lo aceptaban con naturalidad limitándose a sonreír, incluso con un tonillo de aprobación. Muchos oficiales de las SS compartían ese punto de vista, pues es evidente que conocían lo que sucedía."

Asumimos para nuestra especie una sexualidad monosexuada muy diferente de la que el informe Kinsey ratifica y que la propia sociedad deja entrever. Esta visión focalizada forzadamente en los extremos parece desmentir la propia escala tan rica en niveles. Pero si discriminamos individualmente, caso a caso, veremos que tal homogeneidad, en realidad es más aparente que real. Esta monosexualización es sólo un espejismo impuesto por la socialización. La sexualidad humana puede ser aparentemente monosexual en las experiencias físicas de las personas condicionadas por la sociedad, pero en sus reacciones psíquicas no lo es. No es lo mismo ser un macho Kinsey 0 que un Kinsey 3, presumiblemente en nuestra sociedad ambos actúen sexualmente como heterosexuales exclusivos y sólo sientan atracción por individuos del sexo opuesto pero psicológicamente deberían ser muy diferentes, casi tanto como la noche y el día. Es sumamente probable que en nuestra sociedad un macho Kinsey 4 se comporte en sus experiencias sexuales como totalmente heterosexual, independientemente de que en alguna ocasión pueda sentir una atracción sexual por un individuo de su propio sexo, como una desviación satánica que puede y debe refrenar. Pero en sus reacciones, este individuo será muy diferente en su comportamiento al Kinsey 0, al macho del extremo. Es de preveer que en el conjunto de la sociedad debería ser el macho 0, el más agresivo, el más incomprendido y denigrado, el peor padre y el peor amante; siempre el varón más brutal y violento.

La socialización, ese proceso mediante el cual los individuos aprenden e interiorizan el repertorio de normas, valores y formas de percibir la realidad pertenecientes a la sociedad y cultura en la que viven, modela a los individuos como veremos en capítulos posteriores. A través del velo de la socialización, en apariencia, puede dar la sensación que existen solamente dos grupos de individuos, uno enorme que incluye a los heterosexuales y otro muy pequeño que engloba a los homosexuales, pero esta visión es sesgada, más aparente que real y se desvanece cuando se estudia al individuo como tal y no en su conjunto.

Quizás es la socialización la que fustiga y esconde a las lesbianas (más que a los gays) en el cajón de la inexistencia. Cuando buscaba bibliografía para tratar con equidad ambos sexos tuve que desistir en mi empeño pues los contenidos sobre ambos sexos son dispares. Por culpa de la presión social inherente a cada cultura el individuo sólo enseña una parte de sí mismo. Esto no significa que la persona como tal mienta sino que por la presión social inhibe inconsciente y voluntariamente una parte de su sexualidad. Por tanto, los datos que se fijen sólo en el aspecto físico de la sexualidad, a mi entender, pueden estar sesgados porque ninguna de las sociedades en las que vivimos es sexualmente libre.

Gutmann (1996) realizó un completo estudió de observación de la paternidad en los varones típicamente "machos" en la ciudad de México. Estos "machos" se definían a sí mismos como muy masculinos, jefes de su casa y con aversión a cualquier tarea considerada femenina. En su estudio Gutmann observó que de cara al exterior se comportaban tal como, en su sociedad, se espera de ellos: distantes y autoritarios con sus hijos. Pero en su casa, sin la presión social de la calle de por medio, su conducta cambiaba; se comportaban solícitos con sus pequeños y muchos de ellos les cambiaban los pañales, los acunaban y les daban el biberón.

En nuestra sociedad donde la homosexualidad es socialmente rechazada, los grupos homosexuales de los extremos tienden a reducirse al máximo y sólo se comportaran como gays los machos 5 y 6 y las hembras 6 de la escala de Kinsey. Una de las cosas que más me chocó cuando visite la ciudad de Toronto es que había muchas más lesbianas visibles que en Barcelona. Que todos los humanos seamos bisexuales no significa que podamos hacer como Julio César que era el ejemplo del pansexual perfecto, en palabras de Curión: "marido de todas las mujeres y mujer de todos los maridos".

Por esto y vista la importancia de este fenómeno es bueno fijarse en el aspecto no físico sino psicológico. Es en este ámbito donde el hombre se puede mostrar absolutamente o casi absolutamente libre. No se trata de tener sueños eróticos con otros hombres, sino de mostrar actitudes que en principio en otras especies están relegadas casi en exclusiva a las hembras o a los machos. Generalmente los machos en la mayoría de las especies de mamíferos no cuidan a sus crías y las hembras por lo general no luchan. Cuando vemos en cualquier parque de una gran ciudad a un padre hacer caricias y gestos amorosos a sus hijos ¿no estamos viendo una parte de feminidad que sexualmente estará siempre inhibida? Cuando obedecemos, aún siendo varones, a nuestra jefa que nos manda ¿no estamos viviendo un proceso de subordinación que en otros simios, como chimpancés, orangutanes o gorilas, es claramente masculino? Aunque quizás éstos no sean los mejores ejemplos del mundo, me sirven para defender que la sexualidad humana no es sólo física también tiene un carácter psicológico que es más importante que el físico.

2.4 Cerebros diferentes

Para la doctora en Medicina Louann Brizendine (2007), los cerebros de las mujeres y de los hombres son muy diferentes. Incluso corregido en relación al tamaño corporal de ambos sexos, el cerebro masculino es un 9% mayor; esta diferencia no significa menor capacidad mental pues pese a las diferencias de tamaño, ambos cerebros contienen el mismo número de células agrupadas más densamente en las mujeres. Las diferencias cerebrales convierten a las mujeres en mujeres y a los hombres en hombres. Y las hormonas ayudan con sus importantísimos efectos neuronales sobre los cerebros masculinos y femeninos.

Para Brizendine (2007) el cerebro está tan profundamente afectado por las hormonas que puede decirse que la influencia de éstas crea una realidad femenina o masculina. Los hombres tienen más procesadores en el área de la amígdala que registra el miedo y dispara la agresión. La mujer reaccionará como si estuviera en peligro de sufrir una catástrofe por sucesos que escapan a esta percepción al cerebro masculino. Cuando el estrógeno invade el cerebro femenino, las chicas se centran en sus emociones y en la comunicación. A su vez cuando la testosterona invade el cerebro masculino, los muchachos se vuelven menos comunicativos y se vuelven locos por el sexo y por lograr hazañas. Así pues, parece claro que hombres y mujeres tenemos cerebros bien diferenciados. Durante millones de años los cerebros de ambos sexos han evolucionado de una forma diferente, por lo tanto no se puede pretender que la bisexualización convierta a los hombres en mujeres o viceversa. La bisexualización tiene lugar dentro de cada género, no se puede saltar la biología, aunque la transexualidad sí se la salta. Por lo tanto, gays y lesbianas no son transgéneros: son hombres y mujeres con sensibilidades particulares dentro de su grupo. En el caso de los transexuales, mujeres u hombres en cuerpos extraños, creo que la explicación debería ser aún muchísimo más compleja.

2.5 La sexualidad humana es compleja

En los humanos la sexualidad no es monocromática como la del chimpancé, es policromática y compleja. Y quizás en la misma medida que se ve ampliada la sexualidad se ve menguada la violencia. El macho de los grandes simios es por lo general muy violento y cruel, el hombre de forma individual lo es mucho menos. La sexualidad humana también es mucho más rica que la de cualquiera de nuestros parientes primates, salvo la excepción del bonobo. Estamos tan acostumbrados a vivir la bisexualidad como la sexualidad normal que damos por supuesto que nuestra bisexualidad es sólo heterosexualidad a secas. Kinsey abrió la puerta a nuevos estudios que definen en qué medida somos bisexuales y cuál es la causa. Los seres humanos no se pueden clasificar como heterosexuales u homosexuales, porque si empleamos estos términos la heterosexualidad engloba comportamientos muy diversos, se convierte en un balde donde casi todo cabe frente a la homosexualidad mucho más limitada.

Debería existir una altísima relación entre los niveles de agresividad y los grupos que se ocupan en la escala Kinsey. Los Kinsey 0 serían los machos más machos, los mas irritables y violentos, los que en mayor medida pueden violentar a sus semejantes, mujeres o hijos. También serían los que matarían con menos remordimientos. Para la mayoría de los soldados que el cine nos muestra como asesinos natos, matar no es fácil y prefieren no hacerlo incluso en el fragor la batalla; el alto mando del ejército de los Estados Unidos llegó a esta conclusión cuando investigó el comportamiento de los soldados en el campo de batalla durante la Segunda Guerra Mundial.

En el 2008 un grupo de tres porteros de una discoteca madrileña mataron a golpes a un joven de 18 años por empujar a la novia de uno de ellos ¿en qué grupo situaríamos a estos machos violentos? La bisexualidad humana es heptaseptada y es necesario que así sea para que nuestra sociedad pueda funcionar. Una sexualidad monosexuada como la del chimpancé impediría nuestra civilización.

2.6 La bisexualidad factor de hominización

La sexualidad, o mejor dicho la bisexualidad humana con sus diferentes grados, es lo que marca la verdadera diferencia entre los humanos y otros simios. Y no sólo entre simios y humanos sino entre el humano actual y posiblemente los otros grupos de homínidos a los que fue reemplazando en todo el mundo. En la tierra, actualmente, ningún otro mamífero muestra una sexualidad bisexuada como la humana. Los bonobos presentan una pansexualidad que también los convierte en unos simios únicos. Todos los bonobos son pansexuales y mantienen relaciones sexuales tanto con hembras como con machos, pero la homosexualidad exclusiva no se da, en ninguno de los sexos.

La violencia y la mano larga, está asociada a la masculinidad en nuestros primos los primates ¿por qué en los humanos debería ser diferente? Las continuas peleas entre machos son muy comunes en todos los animales y aunque en los humanos también pueden ser comunes, nunca son tan brutales y frecuentes. La civilización tal como la conocemos, sería imposible con los comportamientos de los machos demoníacos que Wrangham y Peterson describieron. No sólo es importante la amortiguación de la violencia, también lo serían otros caracteres sociales asociados lateralmente a ella, por ejemplo, un macho demoníaco no puede adoptar a otros animales y convertirlos en mansos. Para los chimpancés incluso los bebés humanos pueden parecer una rica comida, como vimos en el capítulo anterior. La domesticación de otros animales sólo es posible en machos menos violentos que los chimpancés.

Los chimpancés no pueden interactuar con otros machos que no pertenezcan a su grupo sin intentar matarlos, los hombres sí, y lo hacen cada día. Un pequeño grupo de hombres puede convertirse en megagrupo en caso necesario, en las otras especies de primates esto es imposible. La colaboración es sólo posible cuando se ve aligerada de la violencia. Un hombre más feminizado puede sentirse ligado a sus crías tal como les ocurre a las hembras y formar familias. Pero la bisexualización no sólo afecta al macho, también afecta a la hembra.

Uno de los grandes logros de la bisexualización es que integró todo el potencial femenino desaprovechado en otras especies de primates. Las hembras de orangutanes, gorilas y chimpancés son sumisas a sus machos, la mujer humana, en general, sólo lo es en apariencia. Y pese a que sólo a principios de este siglo y en occidente las mujeres han adquirido derechos semejantes a los de los varones, su influencia en las sociedades humanas se ha apreciado por la vía indirecta desde el comienzo de la humanidad. La bisexualización habría logrado incorporar la visión femenina a la visión masculina. La mujer, interesada en la política y con enorme poder sobre su marido ha ejercido de contrapoder, de tal manera que aunque mandaran los varones siempre ha habido una influencia femenina en la sombra. Puesto que las visiones de hombres y mujeres son diferentes esta incorporación de una nueva perspectiva sólo podía beneficiar al grupo, duplicando así, el poder de sus miras.

La bisexualización de la especie permite que los machos mitiguen su violencia, cambien su carácter y su esencia y puedan interactuar entre ellos convirtiéndose en humanos. Sin la bisexualización, sin la agraviada, calumniada, denigrada, insultada, ultrajada y denostada homosexualidad, estaríamos destinados biológicamente a ser más crueles y demoníacos que nuestros parientes chimpancés pues somos muchísimo más inteligentes.

Capítulo 3

El vicio de los griegos

La Historia, la escriban los vencedores o los vencidos, casi siempre presenta una verdad sesgada. Cuando era niño me explicaron que los líderes americanos Simón Bolívar, José San Martín y Bernardo O'Higgins, eran traidores a la patria pues habían nacido españoles y se habían sublevado contra su propio país. En la adolescencia cuando volví a estudiar el tema de la independencia americana, de pronto los mismos personajes se convirtieron en los libertadores de América. Recuerdo haberle preguntado a mi profesor sobre el asunto. Su respuesta fue cuanto menos asombrosa, más o menos me dijo lo siguiente: si el gobernador de California declara su independencia de los Estados Unidos la historia lo recordaría como libertador o traidor en función de los resultados. Para mí que pensaba que la historia era una ciencia tan exacta como las matemáticas fue un durísimo golpe. Ese mismo año descubrí que incluso en matemáticas 2 más 2 no son siempre 4, que su valor depende de la base en que se haga la suma, y 2 más 2 en base 3 no suman 4.

Durante siglos los censores y traductores han cercenado la información del mundo antiguo. Boswell

(1993) cuenta como los censores y traductores enmendaron algunas frases de los textos que cambiaban el significado de los mismos o como con sólo cambiar el género de los pronombres convertían los textos en religiosamente correctos:

"Cuando, a comienzos del siglo XIX, Francis Gladwin tradujo al inglés las fábulas morales persas de Sa'di, trasformó intencionalmente todas las historias de amor gay en romances heterosexuales mediante la alteración de los pronombres ofensivos."

Otras veces se ha optado por mentir utilizando verdades a medias o reinterpretar e interpretar lo que decían los textos. A continuación transcribo alguno de los ejemplos de (Boswell 1993).

"Un verso de Cornelio Nepote [se tradujo] así: "En Creta se considera loable que un joven tenga gran cantidad de aventuras amorosas". El sentido original del comentario es: "En Creta se considera loable que un joven tenga todos los amantes [masculinos] posibles". "

"A veces, la ansiedad por reinterpretar o enmascarar relatos de homosexualidad ha inducido a los traductores a introducir en los textos conceptos totalmente nuevos, como cuando los traductores de una ley hitita que aparentemente regula el matrimonio homosexual incluyen palabras que alteran por completo su significado, o cuando Graves traduce una cláusula inexistente en Suetonio para sugerir que una ley prohíbe los actos homosexuales."

La homofobia y la intolerancia homosexual han privado al público de conocer lo que de verdad decían estos autores durante muchísimo tiempo. El Ministerio de la Verdad con sus continuos y sesgados retoques históricos, que George Orwell describió en su novela 1984, no es sólo una sátira, de alguna forma, en mayor o menor medida ha funcionado en el pasado y en el presente en todos los regímenes políticos y religiosos autoritarios.

Para los victorianos que estudiaban la Grecia Clásica, la bisexualidad inherente a esta sociedad masculina era inexistente y cuando obligatoriamente tenían que hablar de las abundantes representaciones homoeróticas de los platos y vasijas se referían: "al vicio de los griegos".

La homosexualidad ha sido hurtada de los textos de historia generación tras generación y desaparece en cualquier libro de texto de Historia, como si no hubiera existido, y millones de personas se forman sin saber que hubo sociedades muy próximas, en las que el amor entre hombres estuvo bien visto y permitido; que en la cuna de nuestra cultura, la Grecia Clásica y la Roma Imperial, la bisexualidad era la norma y no la excepción y que en todos los tiempos han existido homosexuales que han ocupado cargos políticos o sociales revelantes, aunque muy poca gente lo sepa.

3.1 Antigua Grecia

En la antigua Grecia, la relación sexual entre hombres era algo normal y casi la práctica totalidad de los griegos tenía relaciones con hombres y mujeres. Se consideraba natural y necesario que los hombres adultos educaran y entrenaran a los jóvenes efebos en sus relaciones sexuales. Las relación entre un hombre adulto y un adolescente, de entre 16 y 18 años, eran consideradas la manera más natural de preparar al joven para entrar en la vida social adulta. Se consideraba que el amor masculino sacaba a la luz las mejores cualidades de un joven, particularmente su hombría y su valor. Según la poesía de la época los hombres mayores, de cualquier edad, debían iniciar a jóvenes mediante una relación homosexual. La edad ideal para esta relación en los jóvenes eran los 17 años. La relación sexual entre hombres y muchachos era normal en la antigua Grecia, estaba institucionalizada y los griegos se sentían orgullosos de ella (Herrero-Brasas 2001).

En el arte, los pintores de vasos representaban a menudo al erastés (hombre mayor) tocando los genitales del joven. También eran frecuentes las representaciones de penetraciones homosexuales y era muy común representar el falo enorme y erecto. También la comedia griega explotó sobradamente la homosexualidad del mismo modo que la filosofía. Un poema, "La Anábasis de Jenofonte", narra la historia de un guerrero que estaba dispuesto a morir para salvar la vida del joven efebo del que había quedado prendado. Para Dover (2008) preguntarse si Platón respondía como homosexual a los encantos de la belleza masculina de manera más o menos intensa que sus conciudadanos atenienses, es una pregunta sin sentido en una época en la que prácticamente todos los hombres griegos mantenían relaciones con jóvenes varones. En la antigua Grecia la belleza masculina fue altamente apreciada así como las relaciones homosexuales (efebo-erastés). La antigua Grecia es la piedra angular y el origen cultural de la cultura

54

occidental, un hecho que no hay que olvidar. En su seno nacieron hace 2.500 años la democracia, el teatro, la filosofía, las matemáticas y la historia.

Es un hecho curioso, que en los estados griegos más belicosos las prácticas homosexuales fueran aún más frecuentes que en la ciudad estado de Atenas. Según cuenta Plutarco[1], los pueblos guerreros de Boecia, Lacedonia y Creta eran los más adictos al amor homosexual. En la isla de Creta la relación se llevaba a cabo de la siguiente manera. El hombre adulto enamorado del joven informaba a la familia de éste. Si obtenía la aprobación familiar, el joven era llevado a su casa donde se le hacía un regalo. Posteriormente partían al campo para una luna de miel de unos dos meses tras los cuales el joven regresaba a la ciudad y era entregado con atuendo militar. Para los cretenses era un deshonor y se consideraba vergonzoso que un joven de una cierta edad no hubiera conseguido tener un amante masculino (Herrero-Brasas 2001).

Uno de los ejércitos más famosos de la antigüedad fue el Batallón Sagrado de Tebas; con fama de invencible hasta su aniquilación total por los macedonios en la batalla de Chaeronea. El Batallón Sagrado de Tebas estaba formado por ciento cincuenta parejas de amantes homosexuales, escogidos entre los jóvenes más distinguidos de la ciudad, que hubieran demostrado su valor. Cada pareja consistía en un miembro de mayor edad *"heniochoi"* (conductor) y uno más joven *"paraibatai"* (compañero). Las parejas de hombres que lo componían, debían realizar un juramento ante los dioses, en el que prometían luchar junto a su pareja hasta vencer o a morir con ella. Este juramento se realizaba formalmente ante la tumba de Iolao por lo que recibió el nombre de Sagrado[2,3]. En la mitología clásica, la pareja formada por el gran semidios Hércules y su sobrino y amante Iolao luchando juntos habrían logrado vencer a la invencible Hidra de Lerna , de varias cabezas y aliento venenoso. Este juramento implicaba un compromiso de fidelidad y protección mutua durante el combate y el deber de no separarse nunca durante el mismo.

Para Plutarco, un batallón como el de Tebas cimentado por la amistad basada en el amor era irrompible e invencible. Filipo II y su Hijo Alejandro Magno los derrotaron matando a 254 de sus 300 miembros. Mientras el resto del ejército tebano huía ante las abrumadoras fuerzas macedónicas, el Batallón Sagrado de Tebas siguió luchando en el lugar donde estaba, hasta que perecieron casi todos sus miembros. Plutarco[1] cuenta que el rey Filipo II ante la visión de los cadáveres amontonados en fila exclamó:

"Perezca el hombre que sospeche que estos hombres o sufrieron o hicieron algo de forma inapropiada."

El rey Filipo II fue el gran conquistador que se adueñó, mediante la guerra, de todas las ciudades estado griegas que posteriormente heredaría su hijo Alejandro. Alejandro Magno a su vez construyó uno de los mayores imperios conocidos de la antigüedad. Alejandro tuvo una intensa relación homosexual con su amigo de la infancia, su compañero de armas, su mano derecha e íntimo aliado Hefestión. La muerte de Hefestión lo dejó enloquecido y trastocado sufrió un fuerte shock sentimental, se afeitó la cabeza, mandó rapar las crines de los caballos del ejército en señal de duelo, ordenó cancelar todo festejo e hizo crucificar a Glaucias, el médico que había atendido a Hefestión. Sumido en un intenso dolor por la muerte de su amado se dirigió al Oráculo de Siwa, dedicado al dios Amón y situado en suelo Egipcio recién conquistado. En el, los sacerdotes, hablando en nombre del dios Amón informaron a Alejandro que Hefestión se había convertido en un dios y, por tanto debía ser adorado como tal. Tras semejante respuesta se embarcó en la construcción de un monumento funerario en honor de su amado Hefestión, digno de una gran divinidad. Monumento que no pudo concluir, por que en menos de un año de diferencia él también murió; en su testamento mandó que este monumento se concluyera. La historia del gran conquistador Alejandro Magno ha sido narrada en miles de documentos, casi siempre de forma irreal, sesgada e incompleta hurtando una parte importantísima de su persona, robándole su parte homosexual, creando un personaje irreal y ficticio acorde a los principios homófobos de nuestra sociedad. Todos los homosexuales, sin importar donde vivan deben aspirar como Alejandro a encontrar y amar a su Hefestión.

En cuanto a las relaciones homosexuales femeninas, la información de que se dispone es muchísimo menor. Aún así cabe mencionar a la famosa poetisa Safo de la isla griega de Lesbos donde dirigía una escuela para chicas dedicada a la diosa Afrodita, a las Musas y a las Gracias. Safo creó numerosos poemas en los cuales las relaciones amorosas entre mujeres eran el tema casi exclusivo además de reflejar las relaciones lésbicas con sus pupilas. También se sabe que estaba casada y tenía una hija. La gran poetisa se suicidó por amor arrojándose al mar desde una roca.

3.2 Antigua Roma

En la antigua Roma mayoritariamente los hombres se comportaban de manera bisexual, teniendo relaciones tanto con hombres como con mujeres. A pesar de que la bisexualidad era la norma, autores de esa época reconocen que había un pequeño grupo de hombres que sólo mantenían relaciones sexuales exclusivamente con hombres o exclusivamente con mujeres. Existen bastantes fuentes históricas disponibles sobre la práctica homosexual en la antigua Roma con obras literarias, grafitos y comentarios de historiadores sobre personajes famosos o emperadores solteros o casados. Las actitudes con respecto a la homosexualidad fueron oscilando con el tiempo entre la condena y la aceptación.

La homosexualidad en Roma era bastante diferente a la de la Grecia Clásica. Los romanos eran una sociedad esclavista que usaban a sus esclavos para todo, también para satisfacer sus necesidades sexuales. Los esclavos sexuales solían ser jóvenes sirvientes que tenían el nombre específico de catamitas. Los esclavos eran seres cuya vida pertenecía a su amo por lo que usarlos sexualmente, incluso en contra de su voluntad, era considerado legítimo para la sociedad romana y daba igual que fueran hombres o mujeres. Según Williams (1999) era norma común que los emperadores y senadores tuvieran esclavos masculinos con los que mantener relaciones sexuales. Y la mayoría de los grandes emperadores (Augusto, Tiberio, Vitelo, Adriano y Trajano) tuvieron catamitas para su uso y disfrute sexual. La relación hombre adulto-joven perdió en Roma las restricciones que tenía entre los griegos y se generalizó como una forma más de satisfacer los deseos sexuales. Los hombres libres elegían muchachos esclavos para su uso homosexual. La relación homosexual entre amo y esclavo está bien reflejada en la literatura latina en Marcial, Juvenal, Horacio, Tibulo o Petronio. El Satiricón de Petronio nos habla de las relaciones amorosas de dos parejas de hombres, Encolpio y Gitán, Ascolto y Gitón, con sus caricias, besos, abrazos, pasión, convivencia y relaciones sexuales. Marcial en sus epigramas describe los encuentros homosexuales en los baños de Roma. Juvenal en su Sátira II, dirigida a Domiciano habla de los gays (Blázquez 2006).

Es totalmente ignorado que los homosexuales podían casarse en la antigua Roma; en la moderna, con el Papa y los obispos de por medio, sería prácticamente imposible. El matrimonio era un contrato de carácter privado en la sociedad Romana. En el siglo I Suetonio y Tácito constatan la generalización de matrimonios entre hombres. El emperador romano Nerón se casó con otro hombre y lo hizo dos veces (Boswell 1993). Cayo Cornelio Tácito, en sus "Anales" cuenta como Nerón contrajo matrimonio con otro hombre:

"Pocos días después se unió en matrimonio, con la solemnidad seguida en los esponsales, con un depravado, de nombre Pitágoras. Al emperador se le colocó sobre la cabeza el velo de color rosa de las esposas. Se llamaron testigos, se convino la dote. Se colocó el tálamo y se eligieron las faces. En público se ofreció todo lo que, aún tratándose de una dama, se oculta."

Marcial y Juvenal, mencionaron y describieron los matrimonios entre hombres como públicos y frecuentes. El ritual del matrimonio era el mismo para dos hombres que para un hombre y una mujer. El poeta Marcial lo describe así:

El barbudo Calístrato se casó con el rudo Afro
con el ritual con que una doncella se suele casar con un hombre.
Brillaron delante las antorchas, cubrieron su rostro los flameos,
y no faltaron tus fórmulas rituales, Talaso*
Se fijó además la dote. ¿No te parece, Roma, que ya
es suficiente? ¿es que esperas que también para?
*[dios de los matrimonios]

Las relaciones homosexuales estaban bien vistas en la antigua Roma, eran perfectamente normales y aceptadas siempre y cuando no se actuara como pasivo papel reservado a los esclavos o soldados vencidos. Estaban tan aprobadas que basta recordar que su máximo poder, los emperadores imperiales y la mayoría de sus súbditos, las lucían y ejercitaban públicamente. Para Blázquez (2006) la historia pudo haber sido diferente a causa de un amor homosexual. El emperador Trajano y su sucesor Adriano, dos de los emperadores buenos, estuvieron a punto de romper sus relaciones personales a causa de una disputa por unos jóvenes efebos pues ambos generales tenían predilección por el mismo tipo de chicos jóvenes.

Suetonio en su obra "La vida de los doce Césares" critica enérgicamente al emperador Claudio por no tener ningún amante masculino, ya que todos los demás emperadores anteriores gozaron de compañía sexual masculina. Es importante recordar aquí que el poder máximo del imperio romano recaía en sus emperadores; su palabra era ley y que tenían potestad sobre la vida y la muerte de todos sus súbditos. Tal era el poder de los emperadores romanos que los Papas católicos utilizaron durante muchos siglos un documento falso, la donación de Constantino, para legitimar su poder sobre el antiguo Imperio Romano. Según este documento, fabricado por la jerarquía católica, el emperador romano Constantino I cedió al Papa Silvestre I el Imperio Romano de Occidente. De este modo, al Papa le correspondía legítimamente todo el Imperio Romano de Occidente, gobierno que él gentilmente cedía a los reyes de cada reino del antiguo Imperio Romano de Occidente[4].

Suetonio cuenta que, de joven, el conquistador Julio César tuvo una relación amorosa con el rey Nicomedes de Bitinia, que dañó un poco su reputación por asumir el papel de pasivo como si fuera un esclavo o un soldado vencido (se le llamó por un tiempo la reina de Bitinia). También es bien conocida la relación amorosa que se estableció entre el emperador Adriano y el joven Antinoo. Se supone que Antinoo se suicidó por amor al emperador, tras la muerte de su amado el emperador enloqueció de pena. Y como Alejandro mandó construir varias ciudades en Egipto en honor a

61

su amado al que convirtió en dios. Y en honor al dios Antinoo se erigieron templos por todo el Imperio Romano. Además, fue inmortalizado representándolo junto al emperador en el Arco de Constantino (Blázquez 2006). El *British Museum* de Londres montó una exposición sobre el emperador Adriano en el verano del 2008, consagrada a revisar su figura y analizar su legado. Thorsten Opper, el comisario de la muestra, señalaba al periódico el País[5], que el Adriano real no recuerda para nada al personaje pacífico, filósofo, introspectivo blando, cercano y buen tipo, que creó en 1951 Marguerite Yourcenar en su famosa novela "Memorias de Adriano". Para el comisario, Adriano fue un emperador poderoso y marcial que se veía como un segundo Augusto, que gozaba de la guerra, que se mandó representar con coraza, con expresión despiadada y aplastando, con su pie izquierdo, a sus enemigos bárbaros. Continúa diciendo que el emperador Adriano además fue un profundo admirador de todo lo griego, un entusiasta aficionado a la arquitectura, un gran viajero (para controlar el Imperio, no por turismo), un buen gastrónomo y sin ambages gay.

No todos los emperadores gustaban de jóvenes efebos, Suetonio cuenta que al emperador Galba le gustaban los hombres fuertes y velludos. Y según Fuentes *et al.*, (1999) el emperador Heliogábalo, del imperio tardío a principios del siglo tercero, era muy aficionado a los amantes masculinos. Y relata que su guardia personal llamada los rabos de burro, estaba formada por hombres bien dotados reclutados en las termas de Roma. Y se habría casado hasta en dos ocasiones con hombres travestido de mujer. Algo que debió pasmar a sus súbditos, pues aunque en la antigua Roma las relaciones homosexuales estaban bien vistas y el papel de activo era alabado no era así con el papel del pasivo que era objeto de burla (Williams 1999).

Los romanos eran muy machistas y se sabe poco de la homosexualidad femenina aunque debió de existir. En el papiro Ecloga Ex Papyris Magicis[6] · Serapias, una mujer de la provincia romana de Egipto, redacta un hechizo para ganarse el amor de Herais, otra mujer.

3.3 Mitología grecorromana

Para Dover (2008) las relaciones homosexuales encontraban un sitio predominante en el marco de la mitología griega, donde los dioses podían verse frecuentemente tentados por la belleza de jóvenes efebos. Zeus, el padre de todos los dioses dio unos espléndidos caballos al rey Tros de Troya, en pago por su hijo Gamínides del que había quedado prendado por su belleza y hermosura. Apolo hijo de Zeus y hermano de Artemisa, un dios importantísimo de Grecia, se enamoró de Jacinto hijo de un rey heleno. Jacinto era un joven muy hermoso amado por el dios Apolo. Murió cuando jugaba con el dios, su amante, a lanzarse el disco. Apolo, para impresionar a Jacinto, lo lanzó con todas sus fuerzas. A su vez Jacinto, para impresionar a Apolo, intentó atraparlo, el disco le golpeó y cayó muerto. Apolo no permitió que Hades, dios de los muertos se llevara a su amado y de su sangre hizo brotar una flor que llevaría su nombre. Otro mito dice que fue

Céfiro, dios del viento quien enamorado de Apolo y celoso de Jacinto desvió el disco.

Hércules, semidios hijo de Zeus, mató en batalla al rey Tiodamante de los dríopes, pero perdonó a Hilas, su hijo, al que tomó como su escudero y lo convirtió en guerrero. Hércules se enamoró de Hilas y se lo llevó con él en su nave Argo, convirtiéndolo en argonauta. La mitología romana tomó prestados varios mitos griegos a los que cambió el nombre de los dioses.

Lo que para nosotros pueden ser mitos graciosos y sin fundamento, para los antiguos griegos y romanos eran las verdades sagradas de su religión. Con dioses tan aficionados a mantener relaciones homosexuales entre ellos, difícilmente los ciudadanos griegos y romanos podían verlas como algo innatural o impropio sin faltar al honor de sus dioses.

3.4 Otras civilizaciones

Las relaciones homosexuales no son únicas en Occidente se dieron por todo el mundo antiguo. En algunos templos mesopotámicos había en el servicio de culto, prostitución de homosexuales junto a prostitutas sagradas. En 1964, en Saqqara, se encontró la tumba de Niankhkhnum y Khnumhotep, donde aparecen diferentes escenas de su relación en su tumba. En la decoración interior de la mastaba, aparecen varias pinturas bajo las cuales está el epígrafe: "Juntos en la vida, juntos en la muerte". Su tumba fue construída durante el reinado del faraón Niusere de la Quinta Dinastía (2416 a 2392 a. de C.).

En el Japón antiguo, los aprendices de samurai practicaban la homosexualidad; se emparejaban con guerreros mayores para ser formados en las artes del amor y la guerra. El shogun tenía concubinas femeninas y "nanshoku", amantes masculinos.

3.5 Represión cristiana

Las relaciones homosexuales eran vistas en el mundo grecorromano con gran naturalidad. El carácter negativo de las mismas surgió con la implantación del cristianismo. ¿Cómo podía denostar la homosexualidad el pueblo cuando sus poderosos reyes, emperadores, y sacerdotes mantenían relaciones bisexuales? ¿Cómo podían denostar la homosexualidad los grandes poetas, escritores y pensadores (Píndaro, Sócrates, Platón y Aristóteles), cuando ellos mantenían relaciones homosexuales? ¿Cómo podían ver mal, los sacerdotes de las religiones del imperio, el sexo homosexual cuando sus religiones les contaban como sus dioses caían continuamente tentados por amores homosexuales? Y para la gente del pueblo las relaciones homosexuales no podían estar mal vistas sin criticar los fundamentos de su religión, sin juzgar el comportamiento de sus dioses a quienes adoraban y rezaban. Para ellos Zeus (el Jefe del Olimpo) era tan importante como puede ser Yahvé para un cristiano. Para los griegos y los romanos de la antigüedad enjuiciar a los dioses del Olimpo sería tan inconcebible como para los actuales cristianos censurar a Yahvé o a Jesucristo por sus acciones.

Para Boswell (1993), el cristianismo ejerció una gran influencia sobre las costumbres paganas anteriores que cambió. A partir del siglo IV, el Cristianismo se convirtió en la religión oficial del Imperio y puesto que fue la única fuerza organizada que sobrevivió a la desintegración del poder político se convirtió en el conducto natural por el que la moral cristiana más estrecha colonizó toda Europa. Poco a poco todo Occidente se volvió más intolerante con el placer sexual. Para los autores medievales como Santo Tomás de Aquino, cualquier utilización de la sexualidad que no fuera destinada a la procreación era lujuriosa y pecaminosa (Mondimore 1998). Tomás de Aquino condenó las relaciones homosexuales al considerar que al servir únicamente para dar placer y no para engendrar hijos debían ser consideradas como pecados. Lentamente la intolerancia contra todo lo que sonara como no reproductivo, homosexual o heterosexual fue haciéndose gigante a medida que la Iglesia Católica iba ganado poder y prestigio en todos los rincones del continente. Según Mondimore (1998), en el siglo XIV todos los reyes europeos cedieron ante el Papa y convirtieron la sodomía en un delito penado la mayoría de las veces con la muerte. También a petición del papado se castigaron las relaciones entre un cristiano y un hereje con la pena capital, pues para la Santa Iglesia y su Santa Inquisición estas relaciones eran semejantes a las relaciones entre un humano y un animal, ya que según su doctrina todo hombre no católico era considerado a los ojos de Dios peor que un animal.

3.6 Grecia e Italia en la actualidad

Si viajamos a la Italia y Grecia actuales y las comparamos con las clásicas, podremos observar que el influjo católico y ortodoxo ha hecho mella en estos países transformando a sus gentes. Han pasado de ver con naturalidad las relaciones homosexuales a cuestionarlas como un gran pecado. Si el gran Alejandro Magno se sometiera al veredicto de las urnas no podría gobernar ni el pueblo más remoto de la Grecia actual. Probablemente lo mismo ocurriría en Italia con la mayoría de sus grandes emperadores. A principios de 2009 publicaba la prensa las declaraciones homófobas de algunos futbolistas y cantantes italianos en contra de la homosexualidad. También en Italia según revelaba un artículo del mail online[7] del 5 de diciembre de 2008, un jugador de fútbol italiano de tercera división acostumbraría a completar sus ingresos trabajando como prostituto para 30 jugadores del fútbol italiano, 12 de ellos de primera división. Les cobraría, eso sí, la módica cantidad de 1500 € por sesión y para más morbo, según el chapero, la mayoría de ellos tienen novias o mujeres por lo que le piden discreción. Según parece todo lo italiano está reñido con lo que no sea muy macho. Quizás ya va siendo hora de que el pueblo italiano vuelva a mirar a sus raíces y a su historia y deje que la jerarquía romana siga tapando sus escándalos, que al parecer en Italia no suceden. Por desgracia la homofobia no es patrimonio de Grecia o Italia, está bien extendida por todo el mundo actual. Y en realidad Italia y Grecia son menos homófobos que la mayoría de los países no europeos de sus alrededores.

3.7 Las relaciones bisexuales son comunes si hay libertad social.

En los pueblos de la antigüedad donde las relaciones homosexuales no estaban castigadas o

67

reprimidas, la bisexualidad de la población era la norma y no la excepción.

Foucault (1986) escribe sobre la bisexualidad de los griegos:

"¿Bisexualidad de los griegos? Si se quiere decir por ello que un griego podía, simultáneamente o uno tras otro, amar a un muchacho y a una muchacha, que un hombre casado podía tener sus *paidika*, que era común que tras de inclinaciones de juventud desde luego "solteriles" se propendiera más bien a las mujeres, puede decirse efectivamente que eran bisexuales".

La inmensa mayoría de los hombres de la antigua Grecia y Roma Clásica podían mantener relaciones homosexuales con otros hombres y heterosexuales con mujeres y de hecho las mantenían. En cambio entre sus descendientes actuales sólo unos pocos podrán mantener relaciones homosexuales y lo hacen probablemente porque no tienen otra opción al ser totalmente gays. La bisexualidad parece haber desaparecido entre los dogmas y maleficios de la religión. Pero escarbando se ve que la realidad es más compleja de lo que aparenta, como escribía el mail online[7], homófobos empedernidos, felizmente casados pueden estar pagando por detrás fuertes sumas por una canita, homosexual, al aire.

Capítulo 4.

La construcción de la personalidad: personalidad genética

La personalidad es el conjunto de características que convierten a una persona en especial y única. En su formación intervienen al menos tres motores ligados entre sí, que configurarán la identidad especial y exclusiva de cada individuo. Heredamos de nuestros progenitores los genes que influyen de manera muy importante en lo que somos: nuestra capacidad, nuestra predisposición a padecer enfermedades. Cada persona tiene una carga genética diferente, con la excepción de los gemelos monocigóticos que al originarse por la bipartición del zigoto fecundado comparten el mismo material genético. Además todos nosotros pasamos por un doble proceso ambiental que determinará nuestra forma de ser.

En un primer momento se pensó que todo dependía de lo que estaba escrito en nuestros genes, luego se ha ido viendo que no era tan sencillo.

4.1 La conducta genética

Todos adoramos tener una mascota: un gato, un loro, un canario, pero quien sin duda se lleva la palma de oro, el animal de compañía por excelencia, es el perro. Desde la antigüedad el hombre adora al perro con la misma intensidad que odia al lobo. Sin embargo los estudios genéticos de Lindblad-TohPrice *et al.*, (2005) confirman que ambos animales están íntimamente emparentados. El perro (*Canis lupus familiaris*) es una subespecie que desciende del lobo gris (*Canis lupus*). Si el hombre adora al perro es porque éste se comporta como tal y no como lobo. El can en sus orígenes es un lobo domesticado. Mediante la domesticación, una población animal se adapta al cautiverio y al hombre. En este proceso, generación tras generación, el hombre ha seleccionado características heredables que son de su interés (Price 1984). Se cree que la domesticación del perro ocurrió hace 100.000 años aunque el fósil más antiguo hallado en Bélgica, tiene una edad de 31.700 años (Vila *et al.*, 1997). Todos los perros de las diferentes razas son miembros de la misma especie. Los humanos los hemos ido seleccionando según su comportamiento a lo largo de los 100.000 años que hemos compartido en común.

El comportamiento para cada una de las distintas razas es propio e inconfundible. Los San Bernardo[8], naturales de la montaña del Gran Monte St. Bernhard (Suiza), tienen su origen en una selección de grandes canes, que generación tras generación han sido empleados como perros guardianes y de rescate. En 1800 un San Bernardo, de nombre Barry, salvó la vida a casi medio centenar de personas. Los suizos adoran su carácter especial y los eligieron como perro nacional. Otro sabueso de gran tamaño, similar en la forma al anterior es el mastín español[8] originado en Extremadura con el cruce de perros de la India. El mastín se seleccionó por ser una raza muy territorial ligada a la guarda de fincas y hogares. En las zonas ricas en lobos de Castilla, como Zamora, se los emplea para proteger a los rebaños. En cambio, para guiar a los animales se emplea otra raza, el pastor alemán[8]. Se usa este perro porque es un excelente trabajador, un buen guardián, afectuoso y paciente. Se desarrolló en 1899 del cruce de perros pastores de varios *länder* alemanes. Además de su uso como perro pastor fue muy útil en las dos guerras mundiales, donde se lo empleó como mensajero, como rastreador de heridos y para transportar botiquines. En definitiva, el hombre ha ido seleccionando perros con diferentes características según sus necesidades. Seleccionó a los rottweilers[8] como guardianes, a la vez que como mascotas ya que son perros tranquilos, valientes, dóciles, amigables, obedientes a los que les encanta jugar con los niños. Para la caza obtuvo al Foxhound[8], un perro bonito de gran resistencia, buen temperamento, muy obediente y afectuoso con las personas y otros perros. Para detectar narcóticos, explosivos y ser usado como perro lazarillo seleccionó al Labrador[8], una raza muy popular en todo el mundo por ser un perro inteligente, dócil, activo, sociable y necesitado de cariño que se originó mediante el cruce de perros de Groenlandia y Gran Bretaña. También se han seleccionado razas inteligentes, belicosas y agresivas como el Fox Terrier[8]. Y razas de compañía como el Caniche[8]: perro con mucho pelo, muy bonito, elegante y noble presente en Europa desde hace más de cuatro siglos. O el Chihuahua[8], cuyo nombre deriva del estado más grande de la República Mexicana donde se originó. Es la raza de perros más pequeña del mundo con un peso entorno al medio kilogramo. Aun quedan en el tintero muchas razas de perros y todas ellas diferentes entre sí , razas que el hombre ha ido seleccionando y creando según las necesidades que quería cubrir, por su comportamiento. Cada especie seleccionada por un carácter específico lo trasmitía generación tras generación. Los pastores se seleccionaron para guiar rebaños, los guardianes para defender territorios y proteger a sus dueños, los rastreadores para rastrear y así sucesivamente. Se podría escribir todo un libro entero sobre las diferencias existentes entre los diversos linajes de perros, cada uno de ellos especial y único. Sin embargo, todos ellos derivan de unos lobos domesticados hace aproximadamente 100.000 años, que tras la continua selección humana han ido divergiendo del lobo especie de la que surgieron y creando razas de animales con caracteres y aspectos muy diferentes entre sí. Scott y Fuller (1965), de la Universidad de Chicago realizaron un estudio sobre genética del comportamiento empleando diferentes razas de perros. Eligieron razas de tamaño similar que hibridaron e investigaron el comportamiento de los mestizos. En su trabajo encontraron diferencias significativas en todos los aspectos genéticos observados. Según estos autores parece ser que cada raza tiene un determinado carácter que se hereda.

Los zorros instintivamente tienen un miedo atroz a los humanos, si pueden les muerden y huyen. En un experimento llevado a cabo en Rusia se fueron seleccionando los zorros más amigables de cada camada, durante 40 años. De esta forma se consiguió una raza de zorros dóciles y amigables que no temen a los humanos. Esta nueva raza se ha convertido en una mascota muy popular en Rusia (Trut 1999). Hare *et al.,* (2005), en un trabajo posterior compararon las habilidades de estos zorros domesticados con los perros y vieron que estos zorros eran tan capaces de interaccionar con los humanos como los perros.

4.2 Conducta genética en humanos y sexualidad

Los embarazos dobles pueden gestar a gemelos monocigóticos y a mellizos o gemelos dicigóticos. Los gemelos monocigóticos o univitelinos, se producen cuando un óvulo fecundado por un espermatozoide forma un zigoto que posteriormente sufre una división y da lugar a dos bebés genéticamente idénticos. Los mellizos, gemelos dicigóticos o bivitelinos se gestan cuando dos óvulos son fecundados por dos espermatozoides distintos y se parecen todo lo que pueden parecerse dos hermanos nacidos en partos distintos, aunque hayan compartido la misma bolsa. Ambos grupos son una fuente importantísima de estudio para los genetistas de la conducta. De manera que si los factores genéticos son importantes para un carácter, los gemelos monocigóticos serán más semejantes que los dicigóticos o mellizos.

El dr. Robert Plomin, profesor de Genética del Comportamiento del Instituto de Psiquiatría de Londres, lleva la mayor parte de su vida estudiando el comportamiento en gemelos y niños adoptados. La adopción origina que haya parejas de individuos genéticamente iguales que no comparten el mismo ambiente familiar e individuos diferentes genéticamente que comparten una misma familia. Para Plomin *et al.,* (1994, 2002) hay rasgos con gran capacidad de transmisión, así se sabe que, hijos de padres con estas características, tienen una elevada probabilidad de heredarlos tanto si son criados por sus padres biológicos como si lo son por otros padres adoptivos. Y según publicaron en la revista *Science* entre estos rasgos estaría la esquizofrenia, el trastorno autista, el trastorno del humor y la dislexia.

Los genes tienen una función decisiva en la conducta, se sabe que un pequeño cambio en un único gen en el gusano (*Caenorhabditis elegans*) provoca que este animal cambie de comportamiento ante el olor de la butanona. Si los gusanos son alimentados en presencia de la butanona se enamoran de su aroma cambiando después su rumbo hacia el olor. Pero si pasan hambre en presencia del olor durante dos horas o más experimentan la reacción opuesta (Tsunozaki *et al.,* 2008). En organismos mucho más complejos, el comportamiento no está regido por un solo gen. Los estudios con la mosca de la fruta parecen confirmar que el comportamiento está regulado por todo un conjunto de genes, cada uno de ellos con una función en el organismo (Greenspan 1995). Y cuanto más complejo es el rasgo más genes hay implicados.

Los estudios que se han realizado para saber si la homosexualidad se heredaba han obtenido datos discordantes. Los primeros trabajos fueron realizados por Kallman en 1952. Este médico alemán obtuvo para la orientación homosexual concordancias del 100% en gemelos monocigóticos y del 25% para los dicigóticos.

En una muestra poblacional de 95 parejas de varones gemelos (44 monocigóticos y 51 dicigóticos). Posteriormente otros autores confirmaron los datos dando valores similares (Heston y Shields, 1968). Según estos estudios la homosexualidad sería innata. Pero pronto aparecieron virulentas críticas pues se trataba de individuos criados en un mismo ambiente. Y ningún estudio posterior ha podido confirmar los resultados del análisis de Kallman.

Bailey y Pillard (1991) realizaron el primer estudio empleando una muestra amplia de hermanos criados en ambientes diferentes. Estos autores analizaron 56 parejas de gemelos monocigóticos, 54 parejas de mellizos, 142 hermanos (genéticamente emparentados) y 57 hermanos adoptados (genéticamente no emparentados). Los resultados obtenidos en este estudio fueron los siguientes: un 52% de heredabilidad para gemelos monocigóticos, 22% para mellizos, 9% para hermanos y 11% para hermanos adoptivos. Estos datos aunque no tan concluyentes como los anteriores también apuntaban hacia una influencia genética clara para la homosexualidad. Pero un 48%, porcentaje importantísimo, de gemelos monocigóticos presentan diferente sexualidad que sus hermanos a pesar de compartir el 100% de sus genes, a estos gemelos se los llamó discordantes.

Otra forma de buscar el grado de transmisión genética de la homosexualidad son los estudios genealógico-genéticos. En ellos se investiga la transmisión a través de parientes de primer grado y descendientes si los hubiera. Hamer *et al.*, (1993) se preguntaron si un gemelo discordante puede tener hijos homosexuales con mayor frecuencia de la esperada. Partiendo del hecho de que los rasgos heredados tienden a manifestarse en una misma familia, llevaron una investigación sobre el particular, llegando a la conclusión de que los hombres homosexuales tienen una alta probabilidad de tener parientes homosexuales por la línea materna.

4.3 Determinación genética de la sexualidad.

Los genes tienen una importancia decisiva en la conducta humana puesto que determinan la estructura y función del cerebro. Los genes de cada individuo lo encasillan en uno de los siete grados de la escala de Kinsey. Cuando el individuo cae en el extremo homosexual de la escala, su comportamiento estará determinado genéticamente hacía esa preferencia lo quiera o no. ¡La biología manda! En los otros casos, fuera de los extremos, la atracción sexual estará condicionada también por el ambiente. Una persona cuya herencia genética le coloca en el grado 6 de la escala de Kinsey no tiene ninguna posibilidad de elección. Es biológicamente homosexual, gay o lesbiana, lo quiera o no.

Nuestra herencia genética nos instala en uno de los grados de la escala bisexual desde el mismo momento en que se forma el embrión. De la misma manera que un individuo es rubio o moreno por que le ha tocado, le guste o no, cada uno de nosotros ocupamos genéticamente uno de los distintos grados de la escala Kinsey. A pesar de que la genética tiene una importancia fundamental en nuestra conducta sexual, no es lo mismo ser un Kinsey 6 que un Kinsey 4. El Kinsey 6 está determinado genéticamente a ser homosexual, no tiene ninguna otra posibilidad. La presión social lo puede empujar hacía la heterosexualidad pero su carga genética le impide esa opción. Es homosexual, le guste o no, no existe ninguna otra salida posible. Por muchas charlas y presiones que reciba, su naturaleza no puede cambiar, puede negarse a sí mismo si quiere pero no puede alterar su biología. El individuo que está encasillado genéticamente en una escala Kinsey 4 o en cualquier otra escala distinta fuera de los extremos, no está totalmente determinado genéticamente, el ambiente juega aquí un papel fundamental. Tampoco se puede afirmar que este individuo tenga libertad de elección sexual porque la presión social lo determina hacía la monosexualidad, sin dejarle otra alternativa como comentaremos en los siguientes capítulos. Aunque su carga genética le permitiría un mayor margen de maniobra, que los individuos de los extremos no tienen, la presión ambiental la cercena. En nuestra sociedad no hay posibilidad de elección sexual. Cuando la genética deja margen para optar, el ambiente y la presión social determinan. En nuestra sociedad el ser humano nunca es libre de elegir su sexualidad, la genética o el ambiente se la imponen.

Los gemelos monocigóticos discordantes en su sexualidad encontrados por Bailey y Pillard (1991) podrían explicarse muy fácilmente por este motivo. Dos gemelos monocigóticos que no caigan en el extremo homosexual de la escala de Kinsey pueden comportarse sexualmente de forma diferente, dependiendo de cómo

77

fueron socializados. De la misma forma explicaría porque el doctor Kallman obtuvo unos resultados cercanos al 100%.

Capítulo 5

La construcción de la personalidad: autoestima

Ante un mismo suceso, dos personas reaccionan de manera diferente. Una ve el vaso medio lleno cuando la otra lo ve medio vacío, pero el vaso contiene la misma cantidad en ambos casos. Existe un refrán castellano que expresa muy bien esta forma de reaccionar tan diferente ante un mismo fenómeno. El refrán reza: "no le busques tres pies al gato", es decir, no busques razones donde no las hay. Para los hispanohablantes no nativos esta expresión cuesta de entender ya que resulta sencillo buscarle tres pies a un gato que tiene cuatro. A pesar de que esta es la fórmula que se utiliza del refrán, al parecer es una deformación que apareció en el Quijote y que la gente popularizó. La original más clara que se perdió decía: "no le busques cinco pies al gato, pues sólo tiene cuatro, la cola no es un pie".

Cada uno de nosotros habitamos en un país emocional distinto. Muchas personas viven en un mundo afectivo tan singular y propio que lo que ven cuando abren los ojos por la mañana puede ser incomprensible para el resto de los mortales; por eso, para poder andar por el mundo sin tropiezos, es necesario conocer las propias necesidades para así poder comprender las de los demás (Lewis *et al.*, 2001).

5.1 El sistema de las dos memorias

Un paciente epiléptico fue operado con un resultado desastroso. El cirujano le extirpó una parte del cerebro que incluía parte de ambos lóbulos temporales, el hipocampo y la amígdala de ambos lados. Como consecuencia de la operación, el paciente se convirtió en amnésico anterógrado y sólo podía recordar los sucesos que hubieran sucedido recientemente; de continuo vivía en el tiempo presente y olvidaba cualquier incidente tras pasar aproximadamente una hora. El paciente quedó encerrado en un presente inamovible ya que sólo podía recordar los eventos que hubieran sucedido recientemente, en la última hora, y siempre creía estar en el mismo año. Un paciente de este tipo abría el campo de investigación sobre la memoria humana y se empezó a experimentar con él. Al paciente se le enseñó a trenzar, una actividad que desconocía antes de la operación. Cuando se le pedía que trenzara decía no saber hacerlo pero si se le daban tres cuerdas rápidamente comenzaba la tarea sin pensar. Los cuidadores se confabularon y cada uno lo trataba de una forma diferente unos siempre cordialmente y los otros rudamente. A pesar de que no los recordaba y decía desconocerlos, cuando se le pedía que escogiera ir con un vigilante siempre prefería a la persona que había sido más amable con él en el pasado. Este enfermo revolucionó los conocimientos que se tenían sobre la memoria al demostrar que no existía una sola, sino varias memorias distintas.

En un estudio publicado en *Science,* Knowlton *et al.,* (1996) pusieron de manifiesto la diferencia entre la memoria implícita y la explícita usando como sujetos a pacientes amnésicos que no pueden recordar el pasado y a pacientes con la enfermedad de Parkinson que no pueden recordar el presente. En el experimento se les enseñaba a predecir el tiempo, soleado o lluvioso, en base a una combinación muy compleja de dibujos abstractos que aparecían en la pantalla de un ordenador. Saber que dibujos predicen un tiempo determinado requería de muchísimos ensayos. Los pacientes amnésicos podían predecir el tiempo, aprendían normalmente, conservaban la memoria implícita, pero se olvidaban de ir a entrenar cada día. En cambio los pacientes de Parkinson no lograban aprender a predecir el tiempo, pero sabían que días y a qué horas debían ir a entrenar, conservan la memoria explícita.

a) La memoria explícita

Se refiere a hechos, personas, lugares o cosas que se recuerdan mediante un esfuerzo consciente y deliberado, o sea estudiando. Este tipo de memoria puede adquirirse en uno o pocos ensayos y tiene como particularidad destacada que puede expresarse en situaciones y formas diferentes a las del aprendizaje original. La memoria explícita es la memoria del almacenamiento cerebral consciente de hechos y eventos. Se expresa voluntariamente y es fácil de declarar verbalmente o por escrito, es una memoria de expresión flexible, promiscua y cambiante (Morgado-Bernal 2005).

El diccionario *Babylon* , da una clara definición y la describe como: "memoria declarativa, que se recuerda mediante un esfuerzo consciente y deliberado"

b) La memoria implícita

Es la memoria de las cosas que hacemos sin pensar y sin estudiar. No requiere de estudios, se adquiere de manera gradual e involuntaria y la práctica la perfecciona. Garantiza un aprendizaje oculto, escondido, ignorado, camuflado y encubierto a todos los individuos. Su expresión es en gran medida automática, inconsciente y difícil de verbalizar. Suele ser una memoria fiel, rígida y duradera, derivada de tipos de aprendizaje básico y filogenéticamente antiguos. La memoria implícita nos permite ejercer hábitos cognitivos y motores y es muy influenciable por predisposiciones biológicas, como las que permiten a ciertos individuos aptitudes para un determinado deporte, percepción del espacio, habilidades acústicas o lingüísticas (Morgado-Bernal 2005).

La memoria implícita nos garantiza un aprendizaje desconocido que impregna nuestras vidas. Todos los bebés aprenden su idioma o idiomas maternos de forma implícita. No aprenden normas gramaticales para hacer frases, el conocimiento implícito les permite disponer de las estructuras del lenguaje para su uso. Cuando ese mismo niño vaya al colegio y le enseñen una nueva lengua, no la asimilará implícitamente sino explícitamente aprendiéndola a partir del conocimiento de sus reglas y normas gramaticales. El aprendizaje emocional del niño también sucede de forma implícita. El bebé vive envuelto en una serie de relaciones con sus cuidadores y aprende sus intríngulis de la misma manera que aprende a hablar o a andar. Los críos incorporan la homofobia implícitamente desde la cuna, confiadamente reciben como buenas todas las deficiencias supersticiosas que desde el medievo circulan sobre la sexualidad humana. Los monoteísmos hicieron muy bien su trabajo, la homofobia lo impregna todo de tal forma que un niño aprende a odiar todo lo homosexual, incluso mucho antes de saber decir la palabra.

5.2 El apego y la autoestima

Federico II de Prusia, belicista convencido, quería formar un ejército invencible. Para lograrlo construyó una maternidad exclusiva para criar a los futuros soldados. Para convertir a estos niños en fieros soldados se prohibió a las cuidadoras tener debilidades de madres con ellos bajo la amenaza de terribles castigos en caso de desobediencia. Se les prohibió hablarles, cogerlos en brazos, tocarles, acunarles o cualquier otra debilidad, lloraran o no. A pesar de que el centro tenía las condiciones más asépticas de su tiempo y que los bebés estaban muy bien alimentados todos ellos murieron, ni uno solo se salvó.

Por los años sesenta del siglo XX, el psicoanalista René Spitz (1965) observó que para los niños de los hospicios dormir lejos de la puerta significaba muchas veces la muerte por la falta contacto físico y corporal con sus cuidadoras, pues los niños que carecen de comunicación afectiva y corporal con sus madres o sus sustitutas, entran en una fase depresiva y mueren. Llamó a este síndrome "hospitalismo" y se produce en todos los bebés, que por la causa que sea, sufren incomunicación afectiva. Es muy frecuente en hijos de madres depresivas, agresivas o enfermas, incapaces de comunicarse afectivamente con sus pequeños y aunque normalmente estos niños no mueren, presentarán importantes problemas en su desarrollo posterior (Berman 2002).

En 1958 John Bowlby estableció la teoría del vínculo. Un modelo que fija varios paralelismos de comportamiento en la creación del vínculo entre humanos y animales. Para Bowlby, el apego tiene carácter innato pues la relación madre-hijo es primitiva y única. Esta relación se sostiene en base a instintos radicados en la naturaleza humana heredados en la evolución de la especie. Mary Ainsworth (1969) definió el apego como el lazo afectivo que se establece entre madre e hijo, en personas o animales, que impulsa a estar juntos. Y describió tres tipos de lazos de apego:

a) Apego seguro: niños de madres sensibles a sus señales en los primeros tres meses de vida.

b) Apego inseguro–evitativo: niños de madres que fueron insensibles a las señales de sus hijos los primeros meses de vida.

c) Apego inseguro–ambivalente: niños de madres que respondieron de forma inconsistente a la llamada de sus bebés en los primeros meses de vida.

d) Finalmente el apego inseguro-desorganizado que fue descrito en 1990, por Main y Hesse en madres controladoras.

Para la dra. Field (1995) del *Touch Research Institute of Miami*, el apego es tan importante como comer o dormir para el buen desarrollo del bebé porque va progresando en el tiempo y permite el desarrollo emocional y social del niño. El niño recién nacido necesita de estas señales para comunicarse, primero con sus cuidadores, luego con sus semejantes. Si esas primeras vinculaciones fracasan las consecuencias en el desarrollo emocional, afectivo e incluso intelectual pueden ser graves (di Domenico 2006). Según Erickson *et al.,* (1985) se ha demostrado que generalmente los bebés con un apego seguro en sus interacciones presentan un desarrollo más positivo. Un apego seguro puede ser incluso un factor protector en aquellos niños que experimentan un alto grado de acontecimientos estresantes a lo largo de su vida. Por el contrario, un apego ansioso en estas edades tempranas puede asociarse a trastornos emocionales en edades posteriores, e incluso a una verdadera psicopatología (Egeland y Kreutzer 1991). Para Kelly *et al.,* (2000) la interacción que los niños mantienen con sus cuidadores adultos es la variable que explica el desarrollo infantil. Por tanto es de vital importancia fomentar las relaciones saludables entre padres e hijos, desde la más tierna infancia, ya que un niño criado con un apego seguro va por la vida con una gran ventaja y tiene un asidero para superar los tiempos de estrés.

Los bebés humanos mueren si se les somete a total aislamiento pero los bebés de macaco no. Los macacos criados en ambientes con total privación social (sin sus madres o congéneres), son muy susceptibles a desarrollar conductas autolesivas y autolacerantes. La intensidad de estas conductas se correlaciona con la duración y con la edad en que fueron sometidos al aislamiento. Un macaco aislado no sabe relacionarse con otros congéneres y se convierte en una mala y violenta caricatura de lo que debería ser un macaco, pues el cerebro de los mamíferos no se puede armar por sí mismo (Fittinghoff *et al.*, 1974).

Un bebé adquiere el lenguaje emocional, del mismo modo que aprende su lenguaje materno, de forma implícita. El bebé primero y el niño después, está sometido al estilo concreto de relaciones que se estilan en su entorno. Las vive minuto a minuto, día tras día y su memoria implícita las va haciendo suyas. Para el neurofisiólogo Allan Schore (1996), las primeras etapas del desarrollo emocional tienen algo especial pues los encargados de cuidar al niño en estos primeros tiempos, influyen de una manera decisiva en dos procesos fundamentales: la maduración cerebral y el aprendizaje de la regulación emocional. Para Schore (2001, 2002), el apego es esencialmente una regulación emocional. El niño obtiene la regulación por parte del adulto que lo cuida y a partir de estas interacciones vivas y frecuentes, el niño adquiere la capacidad de responder él mismo a los estímulos y de calmarse emocionalmente, lo que más adelante le permitirá una autorregulación afectiva autónoma adecuada.

El niño no puede evaluar, sólo puede absorber las relaciones que le llegan, independientemente de que en el mundo exterior las interacciones funcionen igual o de forma muy diferente del sistema que ha interiorizado. Si sus padres o sus cuidadores tienen relaciones enfermizas entre sí y con él, esa será su base emocional y con ella saldrá luego al mundo. Los sistemas neurales de la memoria implícita grabaran este conocimiento y éste es el punto de partida para cada uno de nosotros (Lewis *et al.*, 2001). Llegado a este punto es muy importante resaltar que para Fonagy *et al.,(*2002), sólo hay una absorción total de las relaciones según llegan en los seis primeros meses de vida, a partir del sexto mes el bebé va desarrollando una habilidad de mentalizar que le permite saberse distinto de sus cuidadores. La mentalización consistiría en la capacidad de imaginar y entender el estado mental propio y el de los otros. En definitiva, sería la habilidad y pericia de interpretar convincentemente la conducta ajena y la propia. La capacidad de mentalización del niño es el factor protector a las respuestas inadecuadas de los padres (Main 1991). Para Fonagy *et al.,* (2002) lo que el cuidador aporta a la relación con el niño parece ser crítico para el establecimiento tanto del apego seguro como de la mentalización y será la base sobre la que configure su autoestima. Y muchos de los niños que fueron clasificados como de apego desorganizado en la infancia, más tarde en el desarrollo, manipularán de forma inconsciente su entorno con el fin de que se ajuste a sus sentimientos.

Un bebé hace todo lo posible por retener a sus padres a su lado y normalmente sus miradas, risas y balbuceos tienen éxito; esta capacidad está relacionada evolutivamente con las necesidades límbicas del niño. Décadas de investigación sobre el vínculo han llegado a la conclusión de que se establecen relaciones especiales y muy elaboradas entre el niño y los adultos que son especiales e insustituibles para él. El amor es muy importante y fundamental en la vida de un niño, los padres dan cariño de forma espontánea y padres e hijos captan sus ritmos y se ajustan. Para Lewis *et al.,* (2001), la diferencia entre un cuidador sintonizado con el niño y otro casi sintonizado es tan grande como la distancia entre la luz de un relámpago y la de una vela. Cuando se frustra el establecimiento de los vínculos límbicos correctos se abre una caja de Pandora llena de dolencias, por lo que es fundamental para la sociedad descubrir cuál es el período mínimo de tiempo necesario para un buen anclaje límbico entre el bebé y su madre y ajustar el período legal de maternidad a ese tiempo biológico y psicológico.

Según Lewis *et al.,* (2001), los bebés criados con apego seguro, los hijos de padres equilibrados emocionalmente serán los más resistentes a los golpes de la vida, el resto son incomparablemente más reactivos a la pérdida de apoyos y sin ellos se quedan desvalidos e indefensos. Hay que tener cuidado, aunque las primeras etapas de la vida son muy importantes, no lo son todo y según Nathaniel Branden (1995), el destino de cada uno no queda fijado para siempre en los primeros años de vida. La autoestima no es fija e inamovible a lo largo de nuestra existencia, aumenta o disminuye a lo largo de la vida pues la autoestima está configurada por factores internos y externos. Y todas las personas pueden cambiar y crecer.

5.3 Cambios en la adolescencia

En general todos los niños, antes de la adolescencia, presentan un fuerte dimorfismo genérico. Michael Patrick Ghiglieri (2005) cuenta en su libro "El lado oscuro del hombre", la brecha de género que observó en sus hijos mientras crecían. Con el mismo juguete, un dinosaurio, ambos jugaban de forma muy diferente, mientras Cliff los usaba para que guerrearan entre sí y se mataran entre ellos, su hermana Cristal los ponía en la cama, los tapaba y los cuidaba con esmero. Esta marcada diferencia de género observada por Ghiglieri en sus hijos es la norma general que describen la gran mayoría de los estudios sobre el tema. A partir de los 2,5 - 3 años, los niños y niñas se autoasignan en una categoría genérica y desde ese preciso instante comienzan a adquirir los estereotipos propios de ese género. Las niñas quieren entretenerse con muñecas, ayudar a sus madres en los quehaceres de la casa y jugar a ser mamás. Los niños en cambio prefieren jugar con coches, a guerras armadas o a construir cosas. Y según Shaffer (2000) los padres consultados revelan que existen importantes diferencias de comportamiento y capacidad entre ambos sexos. Incluso cuando no hay roles de género que adoptar, la necesidad del niño de copiar el rol genérico es tan poderosa que lo inventa. Esto se comprobó en los experimentos del kibutz israelí donde se pretendía educar personas adultas con roles monogenéricos; al no existir modelo familiar a copiar los niños lo inventaban (Spiro 1958). Los estereotipos de género no se flexibilizan hasta que el niño no llega a las etapas iniciales de la adolescencia y al llegar la pubertad, más o menos dos años antes en la niñas, los cambios fisiológicos que experimentan los jóvenes hacen que revisen y actualicen la imagen de sí mismos (Amezcua-Membrilla y Pichardo-Martínez 2000). Para Soriano-Rubio (1999), es en la pubertad cuando se produce la maduración sexual y es también en esta etapa cuando se especifica la homosexualidad (en la mayoría de los casos) o al menos así lo revelan gran número de estudios.

A pesar de que la totalidad de las investigaciones realizadas confirman que los homosexuales y los heterosexuales comparten un mismo patrón endocrino en relación a la concentración de hormonas sexuales y de que la teoría de la descompensación hormonal ha quedado sentenciada, creo que no se debería desechar aún el poder hormonal como factor de bisexualidad. Se debería investigar como varían los receptores cerebrales para las mismas, no sé que se haya hecho. No sería nada nuevo, la preferencia por una sola pareja o por varías está relacionada con el número de receptores para la oxitocina en el cerebro de dos especies de ratones, los de pradera (*Microtus ochrogaster*) monógamos, y los de montaña (*Microtus montanus*) polígamos.

La adolescencia es un periodo difícil en la vida de la persona ya que es una etapa que lleva asociados muchos cambios físicos y psíquicos importantes. Las hormonas, por las nubes, parecen dominarlo todo y muchos jóvenes se vuelven susceptibles e irritables. Un joven adolescente que se descubre de pronto gay, tiene serios problemas de autoaceptación que añadirá a los comunes de la adolescencia. Eric Marcus (2001) escribe en su libro "¿Se elige?":

"Cuando era un adolescente pensaba que mi vida se había terminado. ¿Cómo podía ser yo algo que consideraba tan asqueroso, tan odiado, tan desagradable? ¿Cómo podía yo ser lo que la gente llamaba joto, puto y marica?"

Para Marcus la mayoría de los homosexuales tiene grandes dificultades para aceptar sus sentimientos de atracción hacía personas del mismo sexo. Es muy difícil romper con las ideas negativas que has internalizado implícita e explícitamente sobre la homosexualidad desde niño. Los homosexuales que llegan a la adolescencia y descubren que se sienten atraídos por compañeros de su mismo sexo ven añadido un nuevo problema al cupo, no son sólo adolescentes sino que además son adolescentes homosexuales. Tienen que aprender a aceptarse y hacerlo desterrando una parte importantísima de toda su socialización homófoba. Hacerlo no es nada fácil, pero es fundamental hacerlo, si no la autoestima entra en barrena y el final predecible es la explosión y la muerte de la autoestima personal. Así lo relató Antonio Guirado, secretario general de la Coordinadora Gay-Lesbiana de Cataluña, al País[12]:

"Cuando los chavales descargan su agresividad en la escuela contra alguno de sus compañeros, utilizan la palabra "marica" acompañada de algún golpe. Al llegar a secundaria uno tiene claro que si eres gay eres marica, y eso significa que eres diferente o anormal y por tanto vas a ser alguien a quien van a humillar o golpear. Y, aunque la mayoría de los chicos gay aprenden a esconderse o pasar, el coste de negar su propia condición tiene un precio muy alto: empiezan a odiarse a sí mismos."

Desde bebés la mayoría hemos internalizado que ser homosexual es algo tremendamente malo, pues los niños aprenden homofobia, a odiar todo lo homosexual, incluso mucho antes de saber lo que significa la palabra. Además en todos sus ambientes sociales, como la escuela, los chicos reafirman que no ser heterosexual es algo anormal, punible, atacable y risible. Por lo que cuando llegan a la adolescencia y se descubren gays o lesbianas todo su sistema se viene abajo, literalmente se desmorona pues la peor homofobia es la que empieza en uno mismo. Si pudieran, estos chicos se aferrarían a la heterosexualidad como a un clavo ardiente, pero los Kinsey 6 están tan biológicamente determinados que no pueden hacer nada y para el resto de los grados la heterosexualidad homófoba será la única opción posible.

La incapacidad de formatear la propia memoria para borrar todo rastro de homofobia hace que aceptar la propia orientación sexual lleve mucho tiempo y mucho dolor asociado. La inaceptación de la propia sexualidad es uno de los factores de riesgo para la conducta suicida, por lo que la homofobia está involucrada en la génesis de los principales trastornos mentales que se presentan en los homosexuales. La estigmatización de la homosexualidad genera bajos niveles de autoestima en el individuo y lo hace muy susceptible a padecer enfermedades mentales con intentos de suicidio (Granados-Cosme y Delgado-Sánchez 2008). Los adolescentes homosexuales son los individuos más vulnerables y afectados por los trastornos relacionados con el odio hacia sí mismo o la falta de autoestima (Barney 2003). Según Jorm *et al.,* (2002), los adolescentes gays en USA son entre 2 y 6 veces más proclives a suicidarse que los heterosexuales y muestran mayores tasas de trastornos mentales. En el

Reino Unido, un 43% de los adolescentes homosexuales muestra algún trastorno y un 31% habría intentado suicidarse (Warner *et al.*, 2004). Para Erwin (1993), en todo el mundo, detentan las tasas más altas de intento de suicidio y tienen mayor prevalencia de trastornos depresivos, ansiedad, ataques de pánico y de estrés psicológico.

Cuando un adolescente se descubre gay, hijo de padres equilibrados o desequilibrados, su sistema se desmorona y precisa el apoyo de su familia para rearmarlo, necesita saber que están ahí y lo quieren tal y como es. Esto es fundamental para mantener la autoestima, el resto, con la autoaceptación llegará con el tiempo. La sociedad es profundamente homófoba y esta homofobia que los monoteísmos tardaron siglos en imponer adoctrinando a los niños, no puede ser suprimida de un plumazo. La parte interna de la autoestima se ve reforzada con el apoyo familiar, la mayoría de las veces no se trata de decir o hacer nada nuevo o anormal para rehacer la autoestima del joven, para el chico saber que nada ha cambiado que su familia está ahí, que lo quiere y acepta puede ser suficiente. Si no es así basta con decir: -te queremos y apoyamos- y demostrarlo.

5.4 Autoestima y sexualidad

En una sociedad homófoba como la nuestra, todo lo que se aparte de la heterosexualidad es tratado con aversión, repulsión y miedo. La homofobia es un invento monoteísta y el monoteísmo es un invento humano. Un rey egipcio, el faraón Akenatón, 1300 años antes del nacimiento de Jesús, convirtió al Sol en su único dios y creó el primer fanatismo monoteísta. Para Assmann (2003), las religiones monoteístas, por norma, rechazan todo lo pasado como pagano e idólatra y por tanto, todo lo que proceda del mundo anterior debe ser repudiado. Puesto que las religiones politeístas aceptaban como naturales y buenas las relaciones sexuales, los monoteísmos las vieron peligrosas y dañinas. Sus sacerdotes se convirtieron en semidioses y fijaron la doctrina sexual de acuerdo a la que veían en la naturaleza, quizás si en vez de ser simios hubiéramos sido cabras hubieran acertado. Permitir que un sacerdote interprete la biología es tan peligroso como permitir a un carpintero realizar un transplante de corazón. El monoteísmo intransigente que no había triunfado en Egipto se mantuvo latente hasta que triunfó y arremetió ferozmente contra todo lo antiguamente permitido: como el sexo. Los monoteísmos con sus nuevos semidioses crueles y temerarios volvían para cercenar las libertades de la gente y quedarse. El invento del malvado faraón Akenatón, triunfó miles de años después de su muerte para desgracia de los humanos. Los humanos somos simios y los simios monosexuales son extremadamente violentos. La evolución, que por suerte no sabe de religiones, se aprovechó de un fenómeno que se produce de forma espontánea en la naturaleza y lo generalizó en los simios humanos. La homosexualidad en el mundo animal no es tan común y corriente como en los humanos, pero está ahí. La forma más sencilla y natural que encontró la naturaleza de frenar y mitigar la violencia de los simios humanos fue convertirlos en bisexuales. La bisexualidad no es un invento humano, no es la sexualidad enferma que aún se predica por ahí, es tan sólo la forma más fácil, natural y sencilla que encontró la evolución de moderar, suavizar, atenuar y debilitar la violencia intrínseca que se encuentra profundamente arraigada en los genes de todos los primates y por tanto en los hombres. Es en definitiva el factor que permitió que los primates de nuestra especie se convirtieran en simios menos agresivos y violentos. La homosexualidad no es por tanto nada anormal, es sólo una forma de ser bisexual, menos violento y humano.

En un mundo homófobo como el nuestro debemos encontrar en nuestra persona la estabilidad que no podemos encontrar fuera y aceptarnos como somos y sentimos, pues como dice Nathaniel Branden (1995) hay realidades que el individuo no puede evitar y una de ellas es la autoestima. No podemos permanecer indiferentes a nuestra autoevaluación aunque queramos. Sentirse atraído por una persona del mismo sexo no es malo, no hace daño a nadie y cuando la atracción es recíproca sólo cabe pensar que el amor correspondido siempre es bonito. La persona que se finge heterosexual debe ajustarse y adecuarse a lo que piensan los otros para así evitar sus condenas y según Maslow (1972) una persona dependiente no es libre, no puede dirigir su propio destino. Este sometimiento engendra esclavitud, miedo y hostilidad pues es muy difícil, casi imposible, que todos estén de acuerdo con lo que hacemos. Además, los que jueguen a este juego nunca serán felices porque jamás serán heterosexuales, la realidad es la que es y ser homosexual no es ninguna elección. Hay que aceptarse e intentar crear en la propia persona la estabilidad que no se puede encontrar fuera en la sociedad, entonces paradójicamente cuando te aceptas, la sociedad te acepta.

Para Branden (1995), la esencia de la autoestima es reconocer que somos merecedores de la felicidad y confiar en nuestra propia mente. Sólo cuando uno puede confiar en su propia mente y en sus propios actos, la vida puede ir bien. Una autoestima alta ayuda a luchar ante las dificultades y problemas, ayuda a no rendirse y sobretodo logra la aceptación de los demás. Si te aceptas como eres a la larga los demás también lo hacen, es una ley propia de la naturaleza humana. El autorrespeto fuerza el respeto en los demás. Ser homosexual es tan bueno como ser heterosexual, una vez aprendida y aceptada esta verdad existencial, la autoaceptación debería ser más sencilla.

Cada uno de nosotros somos personas únicas, esenciales y especiales. La felicidad en la vida ha de ser la meta a alcanzar y no podemos rendirnos porque nuestra sexualidad no es la que la sociedad quisiera. Hay que entender que la unicidad de cada uno está escrita en lo que somos, si fuéramos de otra manera seríamos otras personas distintas. De los miles de millones de seres humanos que pueblan el planeta ninguno es idéntico a ti y ninguno puede sentir completamente igual que tú, eres único. Sabiéndote bueno, especial y único valórate como una joya. Pues es la valoración más importante que harás en tu vida y de ella depende tu presente y tu futuro emocional. Si nos queremos tal y como somos, pese a los problemas, la vida sólo puede ir bien.

Capítulo 6

La construcción de la personalidad: la socialización grupal

Judith Rich Harris (1999), una redactora de libros de Psicología del Desarrollo en paro, convaleciente de una enfermedad, escribió un libro para contestar un artículo de la revista *Nature* sobre educación. El libro tuvo un gran impacto y armó un gran escándalo en su momento porque afirmaba básicamente que:

a) Los estilos de crianza identificados en cientos de trabajos no son válidos.

b) La influencia paterna es escasa o nula en la personalidad de los hijos.

c) Proponía la teoría de que la socialización se produce a través del grupo. Los niños y jóvenes se socializan mediante el contacto con sus amigos y niños mayores que ellos.

6.1 Creando ciudadanos

El libro de Harris "The Nurture Assumption" se publicó en 1992 en lengua inglesa , aunque la edición en español no apareció hasta 1999 con el título: "El Mito de la Educación". No comparto el argumento de Harris de que la influencia de los padres en la educación de sus hijos es escasa o nula; como se vio en el capítulo anterior, los padres son fundamentales para ayudar a formar la autoestima del niño y según sea su autoestima verá el vaso medio lleno o medio vacío tendiendo a relacionarse de una manera u otra. Pero al igual que erró en cuanto a la influencia paterna acertó de lleno en su teoría de la socialización grupal. Cada uno tenemos una base genética, nuestros padres o cuidadores nos darán una herramienta para la autosocialización y por mimetismo grupal acabaremos socializados en el grupo en que vivimos. Este tercer miembro es fundamental para el equilibrio personal. La construcción de la personalidad necesita de los tres pilares, es como un taburete de tres patas al que serrarle alguna, supone desajustarlo y dejarlo desequilibrado.

La cultura es una forma de vida global entrelazada, que se va llenando con los conceptos de prácticas sociales, en el modo en que es experimentada por los agentes sociales (Williams 1980). Para Ramírez-Varela (2008), cuando hablamos de cultura hacemos referencia a una serie de creencias, formas de organización, costumbres y formas de producción, que incorporan los sujetos en sus prácticas sociales, ya sean éstas de carácter individual o colectivo.

Los hijos de los inmigrantes se convierten en miembros de la cultura del país de acogida y aunque en el hogar mantengan otra cultura para relacionarse con sus padres; cuando salen de casa cambian de chip y se convierten en miembros de pleno derecho de cultura de la calle. Esto es lo que les ocurre a los niños que van a la escuela con otros niños miembros de la cultura mayoritaria: estos niños pierden rápidamente la cultura de sus padres y se convierten en miembros plenamente integrados en la cultura dominante. El *"melting-pot"* es una palabra inglesa empleada para designar este fenómeno en USA, que convierte a personas de diferentes culturas en miembros asimilados a la lengua y cultura dominante en *"White-Anglo-Saxon-Protestant-Male"* (Waspm). Pero si los niños van a colegios donde los demás niños son también hijos de inmigrantes del mismo país de origen y viven en áreas zonales donde sólo viven inmigrantes, entonces los niños mezclan las dos culturas y el *"melting-pot"* se ralentiza. En estos casos serán necesarias varias generaciones para la asimilación a la cultura dominante (Harris 1999). En Estados Unidos, donde el fenómeno está muy estudiado, los primeros inmigrantes del siglo XIX (irlandeses, alemanes y escandinavos) fieles al modelo, se asimilaron y adaptaron rápidamente a la cultura preponderante y sus hijos se integraron muy rápidamente en la sociedad dominante (Pries 1999).

Todos nosotros cuando vamos a un lugar nuevo intentamos integrarnos en él. Seguimos el lema del refrán: "allí donde fueres haz lo que vieres". La mayoría de las veces lo hacemos de forma instintiva. Tengo una amiga que fue a dar clases a Argentina por dos años y siempre que venía de vacaciones venía hablando un español porteño y se volvía a Buenos Aires hablando castellano barcelonés. Según Harris (1999), para los niños es bastante más que eso: cuando están en Roma se convierten en romanos. Da igual cual sea el origen que tengan sus progenitores, siempre vence la cultura del país de acogida y aunque parezca que en USA con los inmigrantes del siglo XX no ha sido así, es falso.

Según Pries (1999), a partir de los años 60 se constituyeron comunidades étnicas con una identidad cultural propia, diferentes de la cultura "Waspm". Los inmigrantes europeos fueron sustituidos por inmigrantes latinos y asiáticos con una migración continuada e imparable. A su llegada, los nuevos inmigrantes cuentan con una red muy sofisticada de ayuda, con la solidaridad de familiares y conocidos que ya viven en la ciudad. Los hijos de estos inmigrantes se unirán a niños de su mismo origen y hablarán un inglés con un acento determinado y se integrarán no en la cultura nacional dominante sino en la subcultura de la que forman parte, pero no conservarán la cultura de sus padres.

Harris (1999) razona que el objetivo de un niño no es convertirse en un adulto de éxito, sino en un niño que tenga éxito. Este razonamiento puede ser trasladado a cualquier subgrupo humano. Los niños y los adolescentes son miembros incompetentes de la sociedad adulta en la misma medida en que son miembros competentes de su propia sociedad de niños o de adolescentes. Somos seres sociales que estamos programados para relacionarnos con las otras personas del grupo al que nos juntemos. Si nos trasladamos a vivir a otra ciudad u otro país buscaremos a otros individuos socializados como nosotros. Aunque no los encontremos, con el tiempo, acabaremos internalizando parte de las costumbres y reglas de la nueva sociedad y en la medida de lo posible acabaremos hablando y comportándonos como ellos. La soledad acarrea mucho dolor por lo que implícitamente, de forma inconsciente, todos nos mimetizamos absorbiendo los principios generales del grupo en que vivimos. Por eso el aprendizaje de una lengua diferente de la propia se ve facilitado con la inmersión lingüística en un país donde se habla esa lengua. El aprendizaje de los detalles profundos de un idioma requiere el uso continuado, algo que rara vez se logra cuando el idioma es aprendido sólo a nivel académico en tu propio país pues las lenguas se aprenden de manera implícita siendo niños y a medida que nos hacemos adultos nuestras capacidades de aprendizaje lingüístico disminuyen (Lewis *et al.* 2001). Todos los padres bilingües, que tienen niños a los que les han enseñado su propio idioma, saben que éstos hablan igual que los otros niños el idioma del país de acogida, pues según Schaller (1991) la lengua es el carnet de identidad que permite pertenecer a una determinada sociedad y un niño no se siente parte de la tribu de sus padres sino de su propia tribu.

Para las clases altas británicas hablar inglés con un acento determinado era una manera de pertenecer a una clase superior. El acento se lograba en determinados colegios como Eton así como se adquirían también todos los aspectos de la clase alta británica. El acento pasaba de los chicos mayores a los menores, generación tras generación. Los hijos segundones que no podían enviar a sus hijos a estas escuelas de subcultura aristocrática, veían como sus hijos no hablaban con el acento aristocrático que ellos empleaban por haber asistido como sus hermanos a estos colegios de elite (Harris 1991).

A principios de 2008, una amiga tuvo un bebé convencida de las ventajas de la lactancia materna frente al biberón. Para ella fue un trauma el tener que completar la lactancia de su niño con biberón. porque no producía leche suficiente y el bebé pasaba hambre. A pesar de que su madre la había criado a ella con biberón, cuando hablábamos siempre se preocupaba sobre la posibilidad de que el vínculo afectivo con su bebé fuera menor que el que se establecería si el niño sólo mamara. Si el niño lloraba demasiado temía que pudiera tener cualquier enfermedad debida a una pobre inmunidad por la escasez del período de lactancia materna. Era muy difícil convencerla de que todos los beneficios de la lactancia materna se los daba igual cuando le daba el pecho y la poca leche que tenía. Yo le repetía: -el biberón al fin y al cabo es un suplemento- y aunque quedaba momentáneamente convencida , cuando hablaba de nuevo con amigas en su misma situación o leía en Internet sobre el tema volvían a ella todos los temores iniciales. Su marido no era de mucha ayuda porque compartía sus mismos temores. Cada época tiene sus propios puntos de vista. Sólo un par de décadas antes, su madre había considerado lo más adecuado criarla a ella con biberón. La gente cuida y educa a sus hijos como se hace en el periodo temporal en el que le ha tocado vivir, no como se hacía cuando sus padres lo hicieron con ellos.

En el último decenio, España se ha convertido en un país de inmigrantes. Si miramos a nuestro alrededor nos daremos cuenta de que a pequeña escala también aquí se produce *"melting-pot"*; la mayoría de los hijos de estos inmigrantes comparten la misma cultura que sus amigos nativos y sus padres se adhieren sin darse cuenta, poco a poco , a la cultura del país. Tengo una amiga colombiana casada con un catalán que se ha mimetizado en española. Pero incluso en nuestra propia sociedad las actitudes frente a determinados sucesos difieren de un barrio a otro. Es posible ver a una pareja de gays cogidos de la mano, o besándose en el barrio del Eixample sin que nadie se escandalice, pero esto mismo es casi imposible en Horta y ambos son dos barrios de Barcelona.

6.2 El grupo y familia

El comportamiento delictivo de los jóvenes está muy influenciado por los vínculos que desarrollan con los grupos sociales en los que viven (familia, amigos, escuela), siendo estos vínculos sumamente determinantes en su comportamiento (Elliot *et al.*, 1985; Bartollas, 2000). El proyecto de investigación "The Program of Research on the Causes and Correlates of Delinquency" iniciado en 1986 por "The Office of Juvenile Justice and Delinquency Prevention" (OJJDP)[9], fue diseñado para conocer las causas de la delincuencia juvenil. Estudió a los jóvenes en el contexto de su grupo social y de su grupo familiar y según Browning *et al.*, (1999), el estudio permitió conocer algunas de las causas del riesgo de delincuencia entre los adolescentes. Este enorme programa englobaba tres investigaciones distintas coordinadas por tres universidades. La Universidad de Colorado dirigió el estudio "The Denver Youth Survey" que siguió a 1.527 chicos y chicas, de 9, 11, 13 y 15 años al iniciar el estudio, procedentes de barrios de alto riesgo de Denver ; según sus conclusiones finales, tener amigos con un comportamiento convencional, una familia estable con adecuado control paterno, expectativas de futuro y no

103

tener amigos delincuentes genera comportamientos normales o no delictivos (Loeber *et al.,* 2001). La Universidad de Pittsburgh realizó la investigación "The Pittsburgh Youth Study", un trabajo que monitorizó durante más de una década a niños de colegios públicos de tres edades diferentes. En sus conclusiones finales Browning y Loeber (1999), observaron que la delincuencia se relaciona con factores genéticos (impulsividad, coeficiente intelectual y personalidad), factores familiares (una deficiente supervisión, mala comunicación y castigos físicos), factores económicos (miseria, escasez, indigencia, necesidad y pobreza) y factores sociales (habitar en barrios conflictivos). La Universidad de Albany fue la encargada del tercer proyecto "The Rochester Youth Development Study". Este estudio se realizó sobre una muestra de mil chicos, 729 varones y 271 hembras, calificados como potenciales delincuentes. En sus conclusiones finales los autores exponen que la delincuencia está relacionada con factores sociales. La clase baja y la asociación con amigos delincuentes conduce a conductas delictivas, pero puntualizando que si los niños se sienten queridos por sus padres, su implicación en actividades delictivas será mucho menor (Browning *et al.,* 1999; Lizotte y Sheppard 2001). Para Vásquez-González (2003), los estudios del "The Office of Juvenile Justice and Delinquency Prevention" y sus importantes conclusiones, son la base más seguida en la implantación de programas para la prevención de la delincuencia en todo el mundo.

Judith Harris (1991), cuenta el caso de Larry Ayuso un chico que vivía en el Bronx, predestinado a convertirse en malhechor, que tras ser sacado del barrio por un programa social y reubicado en una ciudad de Nuevo México consiguió cambiar sus perspectivas de futuro. Y concluye que el vivir en un barrio determinado influye en la forma de comportarse.

6.3 La protección de los guetos

Muchos homosexuales, en grandes y medianas ciudades de occidente se agrupan en barrios exclusivamente gays para poder expresarse abiertamente y se acaban así formando guetos culturales. Muchos de los homosexuales que viven en estos barrios tienen dos culturas, una que practican en su barrio , y la otra, la que viven con el resto de compañeros en sus trabajos diarios; para muchos de ellos, su homosexualidad es un secreto fuera del barrio, es una forma de huir de la homofobia tan arraigada en la sociedad. Hace unos años conocí a un chico que tenía prohibido a sus amigos del barrio de Chueca (Madrid) que lo llamaran a su casa. Aunque pasaba la mayor parte de su tiempo libre en Chueca, ninguno de sus familiares sabía que era gay.

Todos somos miembros de un grupo cultural y queremos ser miembros de pleno derecho de esa cultura y formar subgrupos es una buena forma de lograrlo. Pero los guetos culturales tienen un peligro, pues como enseña la historia, en determinados momentos pueden ser objeto de ataques por parte de la cultura dominante. En tiempos de estrés, las iras contra las minorías pueden ser usadas como vía de escape.

6.4 Homosexualidad y ambiente

Si la homosexualidad fuera, como defienden algunos autores, ambiental más que genética prácticamente no existirían homosexuales en el mundo. Ser homosexual no es fácil a ninguna edad, pero los niños y adolescentes lo tienen mucho más difícil. Según Ambiente G[10], el insulto preferido de los chicos en las escuelas inglesas durante 2008, fue gay, usado como insulto en un 83% de las veces seguido de "bitch" (puta) usado en segundo lugar 59%. En la tolerante Holanda tuvieron que crear una Web para los niños gays, para que pudieran exponer sus dudas y contar cómo se sienten sin exponerse a los ataques y golpes homófobos de sus compañeros. En un estudio realizado en España por la Federación Estatal de Lesbianas, Gays, Transexuales y Bisexuales (FELGT)[11] publicado en 2009, los jóvenes LGTB (lesbianas, gays, transexuales y bisexuales) sufren acosos por parte de sus compañeros de clase. Un 56,2% ha sufrido violencia psicológica o física en el colegio y un 67% fuera de el. Y muy a menudo sufren también el rechazo dentro de la propia familia. Según el informe:

"Los jóvenes LGTB muestran gran desconfianza hacia su entorno más próximo. No confían sus preferencias sexuales a quienes no son sus iguales. Un tercio de las madres ignora la identidad sexual de su hijo o hija".

Según un artículo publicado en el periódico el País[12] , publicado el 10 de mayo de 2008:

"Hoy hay evidencia de que más de la mitad de los suicidios entre la población de adolescentes varones es

106

atribuible a la discriminación por orientación sexual. En el año 2006, 2.504 hombres se quitaron la vida en España, tres veces más que las mujeres. El suicidio es la segunda causa de muerte, después de los accidentes de tránsito, para los varones de entre 15 y 35 años. Si se tiene en cuenta que entre el 5% y el 7% de los accidentes de tránsito se atribuyen también a suicidios encubiertos y que hay muertes que quedan ocultas en otras causas, es posible que el suicidio sea la primera causa de muerte en los hombres entre 15 y 35 años."

También se nos cuenta en el mismo artículo que uno de cada tres hombres jóvenes suicidas es gay. La estadística es escalofriante y no sólo sucede en España sino en varios países más como: Australia, Dinamarca, Estados Unidos, Francia, Inglaterra e Irlanda. La posibilidad de que un joven gay intente terminar con su vida es un 25% mayor que para un joven heterosexual. Marc Shelly, del Hospital Fernad-Vidal de París, autor del informe francés afirma en una entrevista para el citado reportaje, que la tendencia al suicidio en los jóvenes gays está vinculada con factores del entorno social. Y concluye que si se extrapolan los resultados se puede considerar que la mitad de los jóvenes suicidas o son homosexuales o cuestionan su orientación sexual. Además el rechazo social hace que los jóvenes homosexuales sean más susceptibles a caer en drogas, alcohol, promiscuidad sexual y suicidio (Sell y Becker 2001).

Recordemos que según Harris (1999), el objetivo de un joven es convertirse en un joven con éxito. Para estos chicos, como para todos los humanos en general, su objetivo es integrarse y mimetizarse con su grupo. Seguro que hablan con el mismo acento, les gustan las mismas series, escuchan la misma música, piensan de forma muy parecida, juegan los mismos videojuegos y sin embargo, aunque lo intentan, no pueden cambiar su atracción por una persona del mismo sexo por otra del sexo contrario porque su información genética no se lo permite.

Es tan fuerte el poder de la socialización grupal que la mayoría de los adolescentes homosexuales intentan adaptarse al grupo negándose así mismos. Esta autonegación mental frente a los instintos, tan potentes en la adolescencia, es lo que lleva a algunos jóvenes a la depresión o al suicidio. Con este panorama tan aterrador es normal que los bisexuales que no pertenecen al extremo homosexual de la escala, socialicen implícitamente como heterosexuales y rechacen cualquier sentimiento homosexual que pudiera aparecer antes de que aparezca. Es más, lo harán incluso aquellos homosexuales de los extremos que pueden reprimir lo suficiente sus instintos biológicos para fingirse heterosexuales. Todos los adolescentes quieren ser como los demás jóvenes, no desean ser rechazados. No se puede negar por tanto que existe la socialización grupal que propugnó Judith Harris, cuando es tan fuerte que la incapacidad de acomodarse a ella es capaz de llevar a muchos chicos al suicidio. Y aunque cueste creer, muchos adolescentes homosexuales prefieren morir antes que convertirse en parias y no formar parte del grupo.

Nuestra herencia genética nos instala en uno de los grados de la escala bisexual y en la bisexualidad nada es sencillo. Los individuos más cercanos al extremo homosexual que no pertenecen a el, son los que tienen que luchar con más fuerza para que predomine su instinto heterosexual y esta lucha interna los va convirtiendo, poco a poco, en fieros homófobos. Como para estas personas refrenar sus instintos homoeróticos es factible y viable, empleando mayor o menor esfuerzo según la posición que ocupen en la escala, llegan a la conclusión de que para todos los demás individuos esta contención es posible y banalizan el deseo homosexual como una tentación satánica. Cada persona vive en un mundo afectivo tan singular, personal y propio que es único e incomparable con el del resto de los demás mortales. Estos individuos no se dan cuenta que para las otras personas dependiendo del lugar que ocupen en la escala, las cosas son muy diferentes. La sexualidad humana está graduada, por qué no aceptarlo sin más, la naturaleza nos construyó así, lo mejor por tanto es disfrutar de lo que cada uno de nosotros somos.

Por suerte los barrios gays de las ciudades occidentales permiten el contacto, la integración y socialización en el subgrupo homosexual a los jóvenes adolescentes gays. Pero cuando incluso esto falla hay que recordar que la socialización grupal, aunque sumamente importante, no lo es todo. También existe una socialización grupal familiar. Todos formamos parte de una familia y ésta importa en mayor o menor medida. Y así como los niños que se sienten queridos por sus padres tienen menos implicación en actividades delictivas, los homosexuales que pueden refugiarse en su familia pueden librarse de la idea del suicidio y acabar aceptándose tal cual son, aunque eso suponga el duro precio de romper con su grupo. Para Elzo (1998), más del 80% de los adolescentes españoles consideran a la familia como un espacio seguro de estabilidad, un colchón protector y un espacio de convivencia, por lo que hay que aprovechar este sentimiento que puede ser fundamental para los jóvenes.

La familia tiene que ser el lugar seguro que permita la socialización grupal cuando la de la calle falla. Tiene que quedar claro que si ambas fallan, el individuo está totalmente solo e impotente y muchos preferirán el suicidio y la muerte a la soledad.

Capítulo 7

Chimpancés monosexuales, bonobos pansexuales y humanos bisexuales

El sexo es bueno y natural. Pero por alguna razón que desconozco la mayoría de las religiones lo han satanizado como algo malo, pervertido y pecaminoso. A los doce o trece años, en la catequesis, nos enseñaron que masturbarse era malo, que podía acarrear serios problemas a la salud y que a la larga podía dejar a la gente ciega y boba. A esa edad, cuando las hormonas empiezan a despuntar, y estás deseando masturbarte a todas horas, que te digan eso debería ser delito. Por suerte la catequesis sólo era los sábados, el resto de los días íbamos al colegio. No recuerdo como nos atrevimos, pero nos decidimos y le preguntamos a nuestro profesor de Matemáticas. Todos lo adorábamos porque era una buena persona de trato fácil y cercano. Nos explicó que eso eran supersticiones sin base científica alguna. También nos dijo que masturbarse era normal en chicos de nuestra edad. Esa semana tuvimos clases de sexo porque al día siguiente el profesor de Ciencias nos dio una lección sobre sexualidad e incluso el profesor de Historia y la de Lenguaje hicieron su aporte. Por suerte para nosotros, el espíritu de la transición española que reinaba en esa época, nos permitió escoger entre dos versiones bien diferentes de la misma historia.

La sexualidad de chimpancés, bonobos y humanos es muy diferente. Los bonobos son pansexuales, los chimpancés son rigurosamente monosexuales y los humanos somos bisexuales. Los chimpancés practican una sexualidad exclusivamente reproductiva. Los bonobos pueden tener relaciones homosexuales y relaciones heterosexuales y les gusta practicar ambas. Los humanos con nuestra bisexualidad graduada estaríamos entre chimpancés y bonobos. Además la diferente sexualidad en cada especie hace que tengan comportamientos sociales distintos. Por lo tanto, la sexualidad puede considerarse como el factor diferenciador de estas conductas. Y más concretamente, la bisexualidad humana debería ser valorada como el factor que permitió la humanización.

Nuestro ADN es más similar al de bonobos y chimpancés que al de cualquier otro simio y a ellos les ocurre lo mismo con nosotros (The Bonobo Conservation Initiative 2002). Entre gorilas y chimpancés hay más distancia evolutiva que entre chimpancés y humanos. Y puesto que chimpancés y bonobos son las especies de primates vivas más cercanas al hombre, merece la pena ver sus comportamientos sociales.

7. 1 Chimpancés. Monosexualidad

Los chimpancés son una especie de primates homínidos que viven en las selvas tropicales y sabanas húmedas de África y presentan dimorfismo sexual. Los machos son mayores que las hembras, miden sobre 160 cm y pesan aproximadamente unos 70 Kg, las hembras son de menor tamaño miden unos 130 cm y pesan sobre 40 Kg. Todos los varones de un mismo grupo están emparentados puesto que los machos permanecen en el grupo en el que nacen toda su vida; son las hembras jóvenes las que abandonan la comunidad cuando llegan a la edad adulta. Ambos géneros, a pesar de ser más pequeños que los humanos, poseen una fuerza muy superior a la nuestra.

Los chimpancés tienen modales muy bruscos. Sus comunidades son jerárquicas y están dominadas por los machos que son los que toman todas las decisiones. En sus sociedades jerarquizadas ser del sexo masculino supone ocupar la posición más alta de la escala, el sexo femenino cuenta muy poco. Un macho joven pasa a la edad adulta dominando a todas las hembras, a las que golpeará, pataleará, atacará y abofeteará hasta que reconozcan su dominio (Wrangham y Peterson 1998).

Los chimpancés tienen un carácter ambicioso y manipulador, con un fortísimo afán de poder. Un macho retará a cualquier otro que perciba como más débil, por lo que la necesidad de contar con aliados se convierte en vital dentro del continuo juego jerárquico. El macho alfa es el dueño y señor del grupo, él es quien impone su voluntad. Llegar a ser macho alfa significa gozar de un poder casi absoluto en la comunidad, acceder siempre a la hembra en celo que le agrade, llegar el primero a la comida y además gozar del respeto de todo el grupo. Por lo que todos los varones están obsesionados con conseguir un rango más alto (Goodall

113

1994). Como dice un refrán: "hay más días que longanizas", por lo que otros machos estarán al acecho esperando su momento para derrocar al alfa y ocupar su lugar en un ciclo de violencia sin fin. El macho que desea ascender en la escala social y convertirse en dominante desarrolla conductas y actitudes muy agresivas, aunque sabe que no sólo se trata de fuerza, sino también de intrigas políticas, pues no será él más fuerte quien logre el poder sino el que cuente con más aliados políticos. Y puesto que las alianzas no son eternas el poder tampoco, por lo que un macho alfa ocupará su posición unos cuatro o cinco años antes de ser desbancado por una intriga de otros machos. Una vez que un macho alfa ha llegado al poder ha de mantenerlo día a día y permanecer en alerta constante, porque su puesto será cotizado por los otros varones que estarán siempre buscando la manera de derrocarlo y colocarse ellos o a un macho más afín. Esto hace que las riñas por el poder político sean ininterrumpidas e interminables.

Esta necesidad permanente de intrigas y coaliciones hace que los chimpancés tengan una estimulante vida política (de Waal 1993). Las alianzas entre machos adultos determinarán quién será él macho dominante o alfa, pues para llegar a ser el jefe hay que desafiar y vencer al actual, por lo que se necesitan buenos aliados para lograr el objetivo (Goodall 1994). Las frecuentes intrigas políticas parecen sacadas del libro de Maquiavelo, ya que los alfa desean a toda costa mantener su poder, conservarlo y acrecentarlo. Para el chimpancé alfa, como para el príncipe, la relación con sus gobernados es fundamental. Un jefe alfa está

114

obligado a mantener una exquisita imparcialidad en las riñas y en ellas no puede favorecer a sus amigos. Un alfa demasiado dominante y severo sufrirá un alzamiento urdido generalmente por una coalición de hembras, que acabará con su destierro a la zona fronteriza donde su vida estará en serio peligro y no valdrá prácticamente nada. Ser macho alfa da grandes beneficios y mucho poder, pero también provoca un pesadísimo estrés. Hasta un 50% de los machos mueren prematuramente lo que hace que su proporción sea la mitad que la de las hembras y que su vida sea menos longeva que la de sus parientes bonobos. Ser una autoridad es para ellos como una potente droga. El poder es tan afrodisíaco y adictivo como para nuestros políticos. Por lo que quien lo ocupa estará siempre en precario, siempre habrá otros que lo desean y además existe una tendencia natural en los chimpancés a alinearse con el más débil (de Waal 2007). Un macho quiere conservar su mando a toda costa y perderá toda contención si es desafiado, por lo que ha de estar siempre expectante y hará una constante exhibición de su poder: aúlla y da golpes en el suelo, eriza su pelo para parecer más grande y carga directamente contra el resto de individuos sin ningún miramiento, de forma que todos huyen antes de recibir algún golpe. Él es el que manda y está dispuesto a demostrarlo a base de porrazos, pero una vez mostrada toda su fortaleza el jefe alfa se sienta, se tranquiliza y vuelve la paz al grupo.

Los chimpancés machos se caracterizan por sus continuas refriegas, peleas y agresiones, compiten por los alimentos y disputan por aparearse con las hembras. Como hemos visto, ante un conflicto usan coaliciones políticas calculadas (un individuo no involucrado en el conflicto decide ayudar a uno de los contendientes). Son intrigantes y todos los miembros del grupo tienen sus preferencias y sus antipatías personales y se guiarán por ellas a la hora de actuar. Estas preferencias entre individuos conducen diariamente a elecciones sesgadas. Las interacciones agresivas entre chimpancés machos son muy frecuentes, aunque normalmente sólo intervienen dos individuos, es posible que se produzcan peleas entre al menos quince individuos (de Waal 1993). Después de estas reiteradas peleas, algunas pueden ser muy violentas con heridas profundas causadas por sus poderosos caninos en todas las partes de cuerpo incluso en el escroto, los chimpancés tienen la necesidad de reconciliarse entre sí. Para perdonarse se acercan él uno al otro, se abrazan y se espulgan y aunque la violencia brutal forma parte de la vida del chimpancé, ésta tiende a estar controlada en sus comunidades. Para que no se descontrolen estos altercados, las hembras suelen intervenir interrumpiéndolos.

Además no son herbívoros sino omnívoros, les gusta mucho la carne por lo que cazan monos a los que rompen los huesos del cráneo y los pueden comer cuando aún no están muertos. ¡Para ellos matar es fácil! Hacen la guerra a las comunidades vecinas por sus hembras jóvenes y su territorio y no tienen piedad con los adultos vencidos y sus relaciones con otras comunidades son siempre tremendamente hostiles.

La jerarquía que lo impregna todo también afecta a las hembras, pero el rango femenino no es cuestión de fuerza sino de edad y de personalidad, por lo que es más estable. Las hembras apenas si intervienen en el poder y no forman coaliciones entre ellas, pues a diferencia de los machos no son parientes y sin el cemento vinculador del sexo genito-genital del bonobo, el vínculo entre hembras no se forma. Varias hembras juntas con un macho se someten a él y le obedecen y a la hora de comer esperarán a que termine para poder hacerlo ellas.

Se saludan con besos y abrazos. El sexo con función reproductiva es su único cometido, no tienen sexo con función social como en sus parientes los bonobos. Sus relaciones sexuales son monosexuales y clásicas , con copulación en la postura canina exclusiva y sin ninguna variedad. Y sin el sexo social como mitigador de conflictos, la violencia entre machos está siempre presente. Las hembras presentan enormes hinchazones de color rosado que sólo lucen durante su período fértil. El macho alfa puede tener para sí la hembra en estro que desee, el resto de los machos tendrán que combatir y pelear por el apareamiento con las hembras. Se produce infanticidio a pesar de que no es muy frecuente. No es anormal que un macho obligue a golpes, incluso con un palo, a una hembra en estro a tener sexo con él aunque ella no quiera (Wrangham y Peterson 1998).

7.2 Bonobos. Pansexualidad

Según Cawthon (2005), los bonobos son simios que presentan un dimorfismo sexual moderado, con machos que pesan aproximadamente 39-40 Kg y miden entre 75-80 cm., frente a hembras de 31-33 Kg de promedio y altura entre 70-75 cm. A pesar de que los machos son un poco más grandes tienen un rango menor que las hembras. En sus grupos son las hembras las que detentan el poder, sus comunidades son matriarcales. En los zoológicos los machos de menor rango han de ser separados de éstas porque si no los agreden. Todos los machos están subordinados a las hembras y son ellas las que detentan íntegramente el poder y los machos son sumisos y temerosos ante ellas (Kano 1992).

Si coinciden dos hembras o más establecen instantáneamente un vínculo entre ellas y dominan sobre los machos que tendrán que esperar y suplicar por la comida. En libertad, ante un árbol lleno de fruta, siguen el protocolo siguiente: las hembras se acercan y tienen sexo entre ellas, después ahuyentan a los machos y se reparten la comida y sólo cuando han terminado permitirán que los machos se alimenten. Aunque los machos bonobos se someten a las hembras, cediendo o compartiendo el alimento incluso con las crías, la dominancia femenina frente a los machos sólo se produce cuando hay más de una hembra. Si se encuentran un macho y una hembra ante la comida, la hembra al no poder dominarlo, le llamará la atención para que copule y después comerá con él (White y Wood 2007).

La relación entre hembras es muy importante y quizás sea este vínculo el que permite que dominen a los machos. Como en otras especies de primates, las jóvenes han de irse de su grupo a una determinada edad, mientras los varones permanecen toda su vida en el grupo en que nacieron. Según Idani (1991), cuando una de estas adolescentes llega al que será su nuevo grupo, una comunidad ya establecida, su primera acción irá dirigida a halagar a una hembra mayor del clan, a la que acicala e invita a tener sexo. Si la hembra residente está interesada, se producirá una relación homosexual, con frotamiento de clítoris o genito-genital. Esta práctica también se produce entre las lesbianas de nuestra especie y se denomina tribadismo (que roza); las mujeres presionan, restriegan y frotan sus vulvas una contra la otra, estimulándose el clítoris hasta alcanzar el orgasmo, aunque permite varias posiciones, la más conocida es la del entrecruzamiento llamada en el español coloquial "hacer la tijera". Entre ambas se irá estableciendo, poco a poco, una fuerte amistad que acabará con la aceptación de la joven hembra en el grupo y tras el nacimiento de su primera cría, la posición de la hembra crecerá hasta que finalmente, ya mayor, será ella quien integre a una nueva hembra inmigrante. La vinculación femenina es muy potente y es la única existente, salvo la relación madre- hijo. En cautividad, en los zoológicos, se ha comprobado que la relación más fuerte es la que se establece entre las hembras. Cuando se introduce una hembra con una pareja que ha vivido junta por mucho tiempo , rápidamente ambas féminas tendrán relaciones genito-genitales y se unirán entre ellas frente al macho que pasará a estar subordinado a ambas (de Waal 2007).

Entre las hembras se establece una clara jerarquía rígida y estable. La dominancia de la hembra alfa durará mucho tiempo y sólo si se debilita o muere será remplazada por otra. La obediencia se da de manera limpia y fluida, por lo que no necesita de alianzas oportunistas. Entre los chimpancés donde la dominancia del poder es más efímera, el macho alfa ha de estar atento a las intrigas y maniobras políticas que se van a producir para derrocarlo. En los bonobos estas intrigas maquiavélicas simplemente no se producen, una hembra alfa tiene asegurado su mandato casi hasta el fin de sus días. Esto provoca que su sistema político sea muchísimo menos fluido que el de sus parientes chimpancés.

Entre los machos también se establece una jerarquía clara. Los machos alfa serán los que más se aparearán y los que engendrarán más crías, pero la jerarquía de los machos no está ligada a alianzas políticas con otros machos, que en los bonobos son inexistentes, sino a la relación materna. La posición de los machos depende de la posición que ocupen sus madres. Los bonobos permanecen al lado y bajo el paraguas materno durante toda su vida, son ellas las que le dan su poder y posición en el grupo y cuando otro varón lo ataque será su madre la que lo defenderá. De Waal (2007) cuenta como se produjo el cambio de una hembra alfa por otra en un grupo salvaje de bonobos. Una hembra alfa llamada Kame, tenía un hijo adulto que era el macho alfa de su comunidad. El hijo de la hembra beta detectó la debilidad de Kame, que ya era muy vieja, y empezó a hostigar a su hijo respaldado por su madre. Cuando la situación se hizo insostenible ambas madres pelearon entre ellas y Kame tuvo que ceder su puesto a la hembra beta. Con la caída del liderazgo de Kame, su hijo perdió la posición de macho alfa que ocupó el hijo de la vencedora.

Entre los bonobos el poder está reservado a las hembras, en sus comunidades el mando tiene una visión únicamente femenina, siendo la posición de los machos de subordinación total a las hembras. Aunque este poder tiene la desventaja de que han de estar sumisos y temerosos ante las hembras, este temor es infinitamente más llevadero que el estrés que sufre cualquier macho de chimpancé, siempre atento e inmerso en alguna alianza o contra alianza de poder. Entre los bonobos machos hay una baja tasa de mortalidad por lo que su número es similar al de las hembras de su comunidad.

La agresión entre bonobos no presenta ensañamiento, no hay mordiscos ni golpes y el dominio femenino hace que los varones nunca puedan forzar a una hembra a copular si ella no quiere. Además, no existe el infanticidio tan común en otros primates. Según de Waal (2007), el lema de sus comunidades es "haz el amor y no la guerra", ya que ni cazan ni guerrean y dedican muchísimo tiempo a los contactos sexuales que son breves y muy frecuentes.

En estas comunidades el sexo no sólo tiene función reproductiva sino que además tiene un importante cometido social, por lo que el sexo impregna toda la vida de estos primates y cuando se ven su saludo suele ser un frotamiento sexual. El bonobo es el primate con la sexualidad más rica, promiscua y desinhibida de todos los simios. Además a la hora de relacionarse sexualmente presentan una bisexualidad perfecta o pansexualidad, sin diferenciar entre machos y hembras. Las relaciones macho-macho, hembra-hembra y macho-hembra son normales y frecuentes entre estos simios. El sexo está presente como mitigador de conflictos, cualquier situación que otros primates resolverían mediante una acción violenta, ellos la resuelven con un intercambio sexual. El sexo impregna toda su vida, en todas sus políticas interviene el sexo con función social que evita el combate. Tampoco existe competencia por el alimento, ya que casi siempre despliegan comportamientos sexuales amortiguadores antes de alimentarse y una vez pacificados se alimentan. Ante un conflicto emplean políticas sociosexuales de conciliación (entre un individuo no involucrado y la víctima) y de pacificación (con el agresor) y después del conflicto se produce la reconciliación entre oponentes (Kutsukake y Castles 2004).

Como vimos el sexo homosexual, será fundamental a la hora de incluir a una forastera en el grupo, pero además este sexo lésbico, el frotamiento genito-genital, es el cemento que une y fragua la comunidad de las hembras por lo que lo practican todo el tiempo y quizás por este hecho tengan clítoris muy grandes; para de Waal (2007) las bonobos tienen el clítoris más prominente entre todos los grandes simios. Las hembras se masturban muy frecuentemente y a la vista de todo el mundo. Presentan enormes hinchazones de color rosado del tamaño de balones, y los lucen durante mucho tiempo aunque no sean fértiles en ese período. En general, tanto las hembras como los machos son muy promiscuos ya que a ambos géneros les gusta mucho el sexo. El sexo no se esconde y es objeto de participación, no de disputa; si un par está practicándolo puede unírsele una cría como observadora u otro adulto. Se besan con lengua y en la relación heterosexual hembra y macho copulan al estilo misionero. Sus posiciones bisexuales necesitan de un Kamasutra propio porque el humano se les queda muy corto. Aunque el sexo homosexual entre varones es muy frecuente, no existen homosexuales exclusivos ni penetración anal.

En conclusión se puede decir que el sexo con función social que impregna toda la vida del bonobo y la sociedad matriarcal son las dos características a destacar de la especie.

7.3 Humanos. Bisexualidad graduada

Los humanos compartimos gran parte de nuestro ADN con los chimpancés y bonobos, sin embargo nuestro comportamiento social es muy diferente al de ambos grupos. La sociedad del chimpancé común es violenta y masculina y la de los bonobos es femenina y pacífica. En nuestra especie no se reproduce ninguno de estos dos modelos de socialización, sino que seguimos un modelo propio. La bisexualización humana produce ciertas características que nos convierten en primates únicos. La jerarquía existe pero está mucho menos marcada que en nuestros primos. El poder en todos los grupos humanos es masculino, pero tan peculiar que lo hace particular y diferente al de los chimpancés. La bisexualidad hace que la agresividad no sea una constante y además permite que la autoridad no sea sólo masculina, sino que esté impregnada de influencia femenina y aunque en apariencia manden los hombres como dice el refrán: "detrás de cada gran hombre hay una gran mujer". Las mujeres nunca han tenido toda la supremacía como las bonobo, pero tampoco han sido meras espectadoras como las chimpancés. En las sociedades humanas la influencia de la mujer ha sido y es persistente. En las sociedades machistas a través de sus maridos y en las

123

igualitarias ejercitándolo por derecho propio. Nuestra sociedad goza de una doble visión masculino-femenina que es uno de los grandes logros de nuestra especie. Los chimpancés se quedan estancados en su visión masculina del mundo y los bonobos lo miran a través de un prisma exclusivamente femenino. La sociedad humana por el hecho de unir ambas visiones gana en riqueza, en pluralidad y en humanidad.

La bisexualidad graduada de Kinsey modela que la gran mayoría de los machos no sean brutales y violentos. Sin la bisexualidad es factible presuponer que estos humanos se comportarían del mismo modo que lo hacen los machos del chimpancé. Si los hombres no somos tan brutales es porque existe ese factor homosexual o femenino presente en cada individuo, que mitiga, reduce la violencia y humaniza. En los periódicos de cualquier día siempre encontramos noticias sobre hombres violentos y demoníacos, pero éstos son la excepción y no la regla y uno no puede por menos que preguntarse si no estará asociada esta violencia al grado Kinsey 0 ó a la heterosexualidad total.

Como veremos, los Kinsey 0 habrían sido necesarios en un momento dado de la evolución humana para lograr la separación de los otros humanos no bisexuados, pero una vez lograda está separación, la violencia inherente a este grupo está reñida con la socialización. Una civilización como la nuestra no podría existir con una violencia tan infiltrante y persistente como la del chimpancé. En los clanes humanos un macho tan agresivo sufrirá el ostracismo y la separación del grupo. La brutalidad y violencias gratuitas en los primates bisexuados no son de recibo y cuando se da grupalmente obedece a otros factores como veremos en los últimos capítulos.

Las intrigas políticas exclusivamente masculinas en el chimpancé, se han generalizado abarcando a los dos sexos en la especie humana. En los humanos la capacidad de lograr astutas alianzas, en todos los ámbitos de la vida, engloba a los dos sexos. Las mujeres pueden establecerlas con otras mujeres, los hombres con otros hombres y ambos sexos entre sí. Esta duplicidad a la fuerza genera una amplísima visión política muy enriquecedora. No hace falta centrarnos en la política del mundo moderno para comprobarlo, basta con leer los anales de Tácito para constatarlo. Si queremos tener una visión exclusivamente masculina sólo tenemos que fijarnos en la sociedad del chimpancé, si queremos una mirada únicamente femenina hemos de buscar a los grupos de bonobos y si queremos una visión mixta sólo debemos fijarnos en nuestra propia sociedad.

Así pues, un factor aparentemente tan poco importante como la sexualidad convierte a sociedades genéticamente muy próximas en comunidades socialmente tan distintas y lejanas que son irreconocibles. Según de Waal (2007), a principios del siglo XIX los científicos no sabían distinguir entre chimpancés y bonobos pero aquellos que los trataban ya los sabían muy diferentes: mientras que el chimpancé era brusco y demoníaco, el bonobo se intuía tierno y sensible.

Si unos científicos alienígenas venidos del espacio para recolectar especies, encerraran en un habitáculo de una de sus naves a dos hembras y un macho de cada una de las tres especies seguramente se extrañarían al observar comportamientos tan diferentes en especies genéticamente tan similares. Repetirían una y otra vez los test de ADN y pedirían confirmación de datos de similitud génica a su ordenador central que les confirmaría una y otra vez similitudes genéticas superiores al 95% y se sentirían desconcertados. En la habitación de los bonobos las hembras se aliarán entre ellas y dominarán sobre el macho; en la de los chimpancés, el varón dominará desde el primer día sobre las féminas y en la de los humanos es el lector quien ha de aventurar que pasaría. Si en vez de dos hembras y un macho escogieran dos parejas, la relación mixta sólo se produciría en los humanos. Aunque asumimos como la relación normal, más afectiva y estable la que se produce entre un hombre y una mujer, esto sólo es así porque somos humanos; para un bonobo la vinculación más estable es la que se produce entre las hembras y para un chimpancé la que se produce entre los machos, eso sí, en este caso sin sexo de por medio.

Capítulo 8

Simios sexualmente distintos

Somos unos simios peculiares. La sexualidad humana es muy singular, muy diferente a la de nuestros parientes primates más próximos. Dentro del mundo de los simios no sólo la sexualidad humana es única, también lo es la sexualidad del bonobo. Los estudios etológicos sobre el comportamiento sexual en los grandes simios permiten comparar su comportamiento con el humano y ver semejanzas y diferencias. Los chimpancés son seres con una conducta sexual muy pobre y una vida política muy rica. Los bonobos por el contrario presentan una actuación sexual muy rica frente a un comportamiento político prácticamente nulo. Los humanos estamos entre ambos y lúcidos los dos comportamientos: la sexualidad no es exclusivamente reproductiva, como las religiones y sus religiosos quisieran, pero tampoco lo impregna todo como en el bonobo. Las intrigas políticas son comunes y habituales en ambos sexos, pero el deseo del poder a precios violentos no es tan común como en los chimpancés. Aunque cada vez es más frecuente el deseo del poder a cualquier precio.

Junto con los bonobos, somos el único grupo de primates bisexuales, pero mientras la bisexualidad humana es graduada, en el bonobo es pura o pansexuada. En el bonobo no existen gays ni lesbianas, las hembras que se relacionan sexualmente con otras hembras tendrán sexo heterosexual y lo mismo ocurre con los machos. La bisexualidad humana es única de nuestra especie y produce tal cantidad de diferencias con respecto a otros grupos de primates que merece ser investigada como el factor de humanidad tan infructuosamente buscado.

8.1. Ovulación inadvertida

Los humanos gastamos mucha energía en el sexo. Según una noticia aparecida en la página Web de la Cadena Ser[13], en 2004 los humanos mantuvieron una media de 103 relaciones sexuales al año. Los españoles con 110 relaciones sexuales, siete por encima de la media mundial, estamos detrás de países como Francia, con 137 veces; Grecia (133), Bulgaria (128), Sudáfrica (114) o Estados Unidos (111) y por delante de otros como Italia (108) o Brasil (96), en los últimos lugares del ranking se sitúan Singapur y Hong Kong, con 79 relaciones sexuales por año y Japón, con 46, algo menos de una vez a la semana. ¿Por qué gastamos tanta energía en el sexo? ¿Por qué tener una media de 103 relaciones sexuales por año cuando para engendrar un hijo las parejas sólo necesitarían copular unos pocos días al año? Ahorraríamos muchas energías gastadas inútilmente en la no procreación y no tendríamos constantemente preocupado a ningún dios sobre las veces que follamos. El sexo consume muchos recursos

128

y tiempo, por lo que una sexualidad más eficiente y ajustada a las normas de la moral religiosa ¿no habría sido más adecuada a lo que los creacionistas querrían?

En las hembras de otras especies de grandes simios, excepción del bonobo, el sexo tiene una única función reproductiva. Cuando la hembra está en su periodo fértil, lo marca con un aumento de la libido, señales olfativas y visuales; el macho se da por enterado, copula con ella y unos meses después tienen un bebé. Ese es todo el sexo de la gran mayoría de mamíferos. Las féminas de los grandes simios, el orangután, gorila, chimpancé y bonobo muestran sus períodos estrales con señales químicas y visuales. La inflamación del perineo durante la etapa receptiva es la norma. Según Heistermann *et al.*, (1996), la hinchazón perineal ocurre entre 12 y 5 días antes de la ovulación y tiene la función de indicarle al macho que la hembra está receptiva a la cópula. Aunque los bonobos copulan durante todo el año, cuando la hembra está en período fértil lo muestra mediante la inflamación de la vulva (Navarro y Ambriz 2008).

Una de las características especiales de los humanos que no compartimos con el resto de los primates es que las mujeres no tienen un período específico de disponibilidad sexual para la reproducción o celo: las mujeres no muestran su estro. La ovulación en los humanos pasa tan inadvertida para las propias hembras como para los machos. Ninguna señal específica o particular producida por la mujer indica a los hombres que la ovulación se ha producido. Al no existir un estro bien marcado indicando claramente el período de ovulación, la mujer necesita tener una actividad sexual frecuente si quiere quedar embarazada, tener hijos y reproducirse. Sin una señalización clara que destaque la ovulación, el sexo esporádico, unas pocas veces al año, sería contraproducente para la especie.

Además el sexo no sólo tiene función reproductiva en los humanos pues las mujeres menopáusicas, aunque ya no son fértiles, pueden tener sexo como cualquier otra y disfrutar de orgasmos múltiples como cuando eran jóvenes, con la ventaja de que tienen más experiencia y en general sabrán mejor como lograrlos.

8.2 Orgasmo femenino

El segundo rasgo característico de las mujeres es el orgasmo femenino. El orgasmo masculino se relaciona científicamente con la reproducción. El orgasmo femenino no existe en la mayoría de las especies donde la cópula es corta y generalmente muy rápida. Si tuviera relación con la reproducción, las cópulas cortas y rápidas serían imposibles. El orgasmo femenino no es exclusivo de la mujer también se da en otras especies de simios, pero en la mayoría de primates el orgasmo femenino está relacionado con el sexo homosexual y no con el heterosexual y reproductivo. Las hembras de bonobo y las de macaco rabón experimentan orgasmos mediante la estimulación directa y prolongada de sus clítoris por frotación directa con el del otro animal, frotación genito-genital (Chevalier-Skolnikoff 1974 ; Goldfoot *et al.,* 1980).

El antropólogo Donald Symons (1979), en su libro "The evolution of human sexuality" sostiene que el orgasmo femenino no tiene ninguna función adaptativa; para él sería simplemente un artefacto, un subproducto del desarrollo paralelo de los embriones masculinos y femeninos en las primeras 8 ó 9 semanas de vida, pues todos los fetos de los mamíferos en su etapa embrionaria comparten caracteres de ambos sexos. Por ejemplo, las mamas de las hembras son los pezones de los machos. Para Symons, los nervios y tejidos musculares habrían quedado determinados en la etapa embrionaria para varios actos reflejos, incluyendo el orgasmo, puesto que el pene y el clítoris se desarrollan a partir de una misma estructura embrionaria. Y a medida que avanza el desarrollo embrionario, las hormonas definirán si esta estructura se convierte en pene o clítoris. Sin embargo, para (Lloyd 2006) no hay duda de que el clítoris es una adaptación evolutiva, seleccionada para crear una excitación conducente a la relación sexual pero sin un vínculo con la fertilidad o con la reproducción, ya que el pene en los machos y el clítoris en las hembras comparten el mismo entramado nervioso con el mismo potencial orgásmico. Probablemente ambos autores tienen parte de razón, la bisexualización de las hembras habría aprovechado el artefacto o subproducto del desarrollo paralelo que describe Symons, permitiendo a las mujeres un mayor interés por el sexo no reproductivo, algo a lo que el orgasmo clitoridiano ayudaría. Una eficaz estimulación del clítoris debería hacer tan adictas al sexo, o más a las mujeres que a los hombres, además de ayudarlas a crear vínculos; sólo hay que fijarse en las bonobos.

Nuestra cultura veta el placer sexual como algo pecaminoso por la influencia religiosa, pero la evolución ha hecho que en los humanos la posibilidad de obtener orgasmos sea común en ambos sexos por alguna razón. Y puesto que el orgasmo femenino no tiene nada que envidiar al masculino, la mujer debería ansiar tener sexo para experimentarlo tan frecuentemente como el varón, pero normalmente esto no es así. Según el informe Hite de (1976), un amplio porcentaje de las mujeres occidentales no llega al orgasmo en el coito, sin embargo, según el mismo informe la gran mayoría de ellas puede alcanzarlo masturbándose en apenas unos minutos. El clítoris femenino está formado por los mismos tejidos que el pene masculino, aunque en el exterior sólo aparece visible el glande rodeado del capuchón. Además, el clítoris posee más terminaciones nerviosas que el pene y como el se ve inundado de sangre tras la excitación, por lo que aumenta su tamaño aunque se inunda en la parte no visible; pero, sin un plexo venoso como el pene la sangre escurre con mucha mayor facilidad, lo que permite que las mujeres puedan experimentar orgasmos múltiples. Estando el clítoris tan adaptado al placer sexual, uno se pregunta ¿por qué las mujeres no son más adictas al sexo? La respuesta podría estar en que la copulación es muy poco eficiente a la hora de estimular el clítoris. Hite (1976) describió que sólo el 4% de las mujeres alcanzan el orgasmo durante la copulación pero con una buena estimulación masturbatoria lo alcanza el 84%. En un documental sobre la masturbación femenina, Natalie Golderg (2006) informaba que muchas mujeres occidentales, jóvenes, adultas o mayores, no saben sobre su clítoris ni como masturbarse y no lo han hecho nunca. Seguramente por esta razón, la mujer es generalmente menos aficionada al sexo que el hombre y puesto que la capacidad femenina para alcanzar el orgasmo es similar o superior a la masculina, ya que la estructura del clítoris permite fácilmente orgasmos múltiples casi imposibles para el varón, la mujer debería ser tan o más adicta al orgasmo que el hombre. Lograr el orgasmo mediante la masturbación siempre es buena idea cuando nuestro cuerpo nos lo pide, tanto a hombres como a mujeres, pero lograrlo en la relación con la pareja debería ser algo común, corriente y habitual. Una buena educación sexual debería enseñar al hombre heterosexual como estimular el clítoris de su pareja para lograr que los dos experimenten el orgasmo en sus relaciones sexuales. Una gratificante relación sexual tiene una importancia vital para ambos ya que favorece la unión de pareja. En la relación de pareja el orgasmo femenino está ampliamente desaprovechado, todavía hoy, muchos hombres creen que para la mujer es difícil llegar al orgasmo, nadie les ha enseñado que necesitan estimular el clítoris de su pareja que funciona igual que el pene ya que se formó a partir de la misma estructura embrionaria; pero además, al estar mucho más inervado responde mejor a las caricias de estimulación. La penetración es muy eficiente estimulando el pene pero es totalmente ineficaz a la hora de estimular al clítoris, por lo que muchas mujeres nunca han sentido un orgasmo durante la penetración. La pareja debe saber que rozar, acariciar o frotar el clítoris con los dedos, boca, pene o clítoris hace que éste despierte y emita señales profundamente placenteras que acabaran en un orgasmo con la ventaja de que puede ser múltiple. Además uno o cientos de orgasmos compartidos son el mejor cemento fraguador de parejas.

En un artículo publicado en el Periódico de Cataluña[14] en el año 2000, Hite escribió:

"¿Cómo debería cambiar el sexo? Como mínimo, tanto las mujeres como los hombres deberían obtener la estimulación que necesitan para el orgasmo: ya que las mujeres lo pueden alcanzar fácilmente por medio de la estimulación de su zona clitoridiana en la masturbación, idéntica estimulación [a la masculina] (normalmente por medio de la mano o de la boca de la pareja) debería convertirse en un punto álgido importante para la estimulación [femenina]"

8.3 ¿Existen feromonas humanas de atracción sexual?

Las feromonas son sustancias químicas que actúan como mensajeros entre miembros de la misma especie y que provocan efectos sobre el comportamiento o la fisiología en otro sujeto. Fueron nombradas así en 1959 por Karson y Luscher ,en un artículo publicado en *Nature*. Las hembras de insectos liberan feromonas para atraer a sus machos, también se han encontrado feromonas en ratones, ratas y otros mamíferos con el mismo fin. Prácticamente todos los mamíferos utilizan feromonas para la atracción sexual pero ¿qué ocurre en los humanos? No hay duda de que una feromona sexual humana haría millonario a su descubridor. Pero según Tristram Wyatt[16], zoólogo experto en feromonas, a pesar de que se llevan buscando feromonas exclusivamente humanas durante más de medio siglo no se ha identificado ninguna de forma concluyente. Los científicos no han podido hallar ningún componente químico capaz de encantar a la pareja humana. No se ha encontrado ninguna feromona humana que produzca los mismos efectos sobre la atracción y el comportamiento sexual que se han descrito en otras especies animales.

Según Naser *et al.,* (2008), se sabe que los humanos estamos biológicamente preparados para captar las feromonas: existe un órgano vomeronasal totalmente funcional presente en todos los adultos, hombres y mujeres, con células periféricas capaces de actuar como receptores y de generar una conexión con el hipotálamo y el sistema límbico, además de participar activamente en la modulación del eje neuroendocrino. También se sabe que en las mujeres las feromonas producidas por las glándulas de las axilas producen el efecto McClintock. Efecto de sincronización de los ciclos menstruales que se da entre chicas que conviven durante largo tiempo juntas. También parece ser que las feromonas prepararían al futuro papá ante la llegada de su bebé. ¿Qué pasa con las feromonas sexuales? ¿Las hay? ¿La bisexualización humana tiene algo que ver con esta desaparición?

8.4 El enamoramiento

Únicamente los humanos se enamoran. En las demás especies no existe el enamoramiento como tal, sino un ritual de elección de pareja que dura minutos, horas, días o semanas. En los humanos se da el enamoramiento que es muy diferente al ritual de cortejo, pues se alarga en el tiempo hasta los dos o tres años a veces incluso más tiempo. En el enamoramiento el amante sufre una deformación perceptiva de su pareja, por lo que la ve distorsionada agigantando sus virtudes e ignorando sus defectos. Con el enamoramiento aumenta la energía y se incrementa la atención en el sujeto, objeto del deseo que ambos miembros de la pareja sienten por igual (Fisher 2000). Según (Brizendine 2007), el enamorado centra toda su atención en el ser amado al que se adora y del que sólo se pueden enumerar las cosas buenas. El cerebro enamorado anula el área de la crítica por lo que todo lo que haga o diga nuestro seductor, a la fuerza, nos gusta. Los enamorados se sienten dispuestos a darlo todo el uno por el otro y sus mentes se centran de manera obsesiva en la relación.

Para Donald F. Klein y Michael Lebowitz[15], del Instituto Psiquiátrico de Nueva York, el enamoramiento está relacionado con altos niveles de dos productos químicos la dopamina y la norepinefrina. Además sugieren que el alto nivel de estas dos sustancias drogan el cerebro de la persona enamorada, y son las responsables de las sensaciones y modificaciones fisiológicas que experimentan las personas seducidas.

Según relató Helen Fisher en una entrevista con Eduard Punset[16], los hombres son mucho más susceptibles a la acción de la dopamina y la norepinefrina que las mujeres y se enamoran más rápida y fácilmente que éstas, además, cuando una relación se acaba brusca e inesperadamente, el 75% de los que se suicidan son hombres. Helen Fisher continúa:

"Cuando estamos locamente enamorados, queremos irnos a la cama con nuestra pareja, pero lo que realmente queremos es que nos llame por teléfono, que nos invite a cenar, y se crea una unión emocional. De hecho, una de las características principales del amor romántico es el deseo de contacto sexual... y de exclusividad sexual. Cuando nos acostamos con alguien y no lo amamos, no nos importa realmente si también se acuesta con otros. Pero cuando nos enamoramos, pasamos a ser realmente posesivos. En la comunidad científica lo llamamos "vigilancia de la pareja". El amor romántico es muy peligroso. Lleva consigo una gran felicidad y una gran tristeza. Cuando se nos rechaza estando enamorados, hay personas que pueden matarse, o matar a otra persona."

Hace más de diez años se demostró que las cópulas reiteradas inducen preferencias de pareja en algunos animales polígamos de laboratorio, por lo que quizás un enamoramiento tan largo tenga como fin crear un vínculo de pareja fuerte y exclusivo.

8.5 Sin efecto Coolidge

John Calvin Coolidge fue el trigésimo Presidente de los Estados Unidos de América. Se cuenta que en una visita guiada del presidente Coolidge y su esposa a una granja de producción avícola, la señora Coolidge quedó tan impresionada por la frecuencia con que se apareaba el gallo que exclamó dirigiéndose al guía:

-¡Hágaselo notar al señor Coolidge!

Cuando el guía informó del dato al Presidente, éste preguntó:

-¿Se aparea el gallo siempre con la misma gallina?

-No Señor, cada vez con una diferente -le contestó el guía.

-Por favor, hágaselo llegar a la señora Coolidge -indicó el Presidente.

Los etólogos hablan del efecto Coolidge cuando se refieren al aumento de la actividad sexual, especialmente de los machos, cuando tienen una pareja nueva.

En casi todas las especies animales, la actividad sexual disminuye tras copular con la misma pareja; sin embargo, aumenta con el cambio de pareja. Los carneros y los gallos pueden copular de forma ininterrumpida con hembras nuevas, pero perderán rápidamente todo el interés tras copular con ellas. Aparentemente los machos reconocen a sus anteriores parejas por el olor y dejan de estar interesados en ellas (Carlson 2006).

En los mamíferos y particularmente entre los primates, es difícil encontrar la monogamia como práctica habitual. La pregunta es: ¿el hombre se ve afectado por el efecto Coolidge? Y la respuesta visto el punto anterior parece clara, el ser humano invierte demasiadas energías y tiempo en enamorarse para conseguir una pareja compatible por lo que parece difícil sino imposible que el efecto Coolidge pueda tener algún sentido en nuestra raza. Por otro lado también es verdad que todos nos excitamos sexualmente y cobramos fuerzas ante una nueva belleza, si bien es verdad que el vínculo de pareja hace que volvamos una y otra vez, con gusto, a la relación establecida. El olor juega un papel importante en el efecto Coolidge. Los machos reconocen a las hembras con las que han copulado por el olor y las descartan. En los humanos la identificación del aroma actúa al revés atrae, no descarta; este efecto de seducción permite a las compañías de perfumes ganar miles de millones de euros al año. Cada uno de nosotros tenemos un olor diferente que nos caracteriza como si se tratara de una huella digital, de manera que las madres humanas son capaces de identificar a sus hijos por el olor corporal (Bader y Phillips, 2002). El hecho de que el enamoramiento sea muy largo en los humanos hace que los miembros de la pareja se acostumbren al olor del compañero y se sientan potencialmente atraídos por él. Quizás no nos demos demasiada cuenta del fenómeno hasta que nos dejan y sufrimos un shock sentimental, entonces sentir el olor del ex compañero puede ser una experiencia dolorosa en extremo.

Aunque quizás en las relaciones promiscuas sin un vínculo claro si exista un cierto efecto Coolidge.

8.6 Existe monogamia social

La monogamia no es exclusiva del ser humano, por lo que quizás no debería ocupar un punto de este capítulo. Si bien la monogamia se da en algunos mamíferos e incluso algunos primates, no se da en nuestros parientes primates más cercanos: orangutanes, gorilas, chimpancés y bonobos. Es importante señalar que la monogamia humana es particular, las parejas establecen entre ellas un vínculo exclusivo e íntimo, pero a diferencia de otras parejas animales, este vínculo no impide el establecimiento de otras ataduras con otras parejas vecinas o con amigos. La nuestra es una monogamia social.

La monogamia podría estar relacionada con el enamoramiento y sería un final lógico del mismo. La oxitocina es la hormona creadora de vínculos y sabe hacer su trabajo en nuestros cerebros de mamíferos. Según Kendrick (2004), las ovejas y ratas que reciben antagonistas de oxitocina después de dar a luz no quieren a sus crías y las rechazan. En contraste, ovejas vírgenes muestran conducta maternal hacia corderos extraños al recibir una infusión cerebroespinal de oxitocina. Un caso ampliamente estudiado es el de dos especies de ratones, los de pradera, monógamos, y los de montaña, polígamos; según Young y Wang (2004), la preferencia por una sola pareja o por varías está relacionada con el número de receptores para la oxitocina en el cerebro, de manera que a menor número de receptores menor vinculación afectiva.

Se sabe que cuando se alcanza el clímax, la hipófisis segrega oxitocina en gran cantidad en ambos sexos (Carmichael *et al.*, 1994; Krüger *et al.*, 1998). También la oxitocina se libera en grandes cantidades tras la distensión del cérvix uterino durante el parto, así como en respuesta a la estimulación del pezón por la succión del bebé y en el clímax del acto sexual (Febo *et al.*, 2005). Por lo que quizás una buena estimulación del clítoris, ayudaría a aumentar los orgasmos comunes fortaleciendo el vínculo y se podrían reducir el número de divorcios entre los heterosexuales. Kippin *et al.*, (1998), demostraron que en las ratas de laboratorio, las cópulas reiteradas inducen preferencia de pareja, una preferencia no es una monogamia pero tampoco es la poligamia tal cual.

Muchos hombres y mujeres llegan a la edad adulta sin la información sexual suficiente, pero esta información tiene una importancia vital. Una buena educación sexual ayuda a la felicidad personal y al incremento de la autoestima, no se puede elegir entre la información sexual o la adoctrinación religiosa, la primera tiene vital importancia la segunda no. Muchas mujeres pasan por la vida sin disfrutar de un orgasmo cuando su fisiología les permite tenerlos múltiples. Las religiones ignorantes y machistas, pretenden mujeres insatisfechas pero sumisas y hombres desinformados. Una buena información sexual ahorraría muchos dolores de cabeza a la pareja y permitiría orgasmos comunes en cada relación sexual y el chute de oxitocina de cada orgasmo ayudaría a reforzar la unión. Como hemos visto la oxitocina se libera durante la cópula, el parto y la lactancia, todos ellos sucesos asociados a períodos en los que los humanos desarrollamos vínculos afectivos, tanto de pareja como maternales. Marazziti *et al.,* (2006), corroboraron la participación de la oxitocina en formación de la vinculación social en los seres humanos. En un experimento de laboratorio, Ferris *et al.,* (2005) dieron la opción de escoger a las ratas entre apretar un botón y que vinieran las crías a mamar (chute de oxitocina) o apretar otro que proporcionaba directamente cocaína. La ganadora fue siempre la oxitocina. Nuestros cerebros mamíferos prefieren la oxitocina a cualquier otra droga.

8.7 Machos y hembras poco promiscuos

Existe la creencia de que los hombres son demasiado promiscuos por naturaleza pero la realidad demuestra lo contrario cada día. En las encuestas todos los hombres quieren tener cientos de relaciones sexuales pero en el día a día, la mayoría de ellos, ni actúan como *sex symbol* ni lo intentan. Durante todos mis largos años de estancia en la Universidad de Barcelona, he ido viendo como la casi totalidad de las parejas que se formaban permanecían inamovibles a lo largo del tiempo. Las relaciones duraderas son la norma más que la excepción.

He de reconocer que esto no es así en el caso de las parejas homosexuales, pero aquí creo que juega otro factor diferente. La presión homófoba ha hecho que de alguna forma los homosexuales, al menos los masculinos, asumieran que la relación no podía durar. Este pensamiento unido a la experiencia de un fuerte trauma por shock sentimental con alguna pareja anterior, que entre los homosexuales es ley, acaba ensalzando a la promiscuidad. Cuando un joven gay descubre su sexualidad y se embarca en una relación con otro homosexual del ambiente ya desengañado y poco dispuesto al compromiso, la relación sólo puede acabar en dolor. Un dolor tan potente que la persona escarmentada seguirá estrictamente el consejo del refrán: "gato escaldado del agua fría huye" y pondrá las barreras necesarias para no volver a ligarse del todo, su próximo compromiso siempre será infinitamente menor. Es un hecho que ir saltando de flor en flor en busca de pareja predispone a la autoprotección del dolor que produce la pérdida e incita a la promiscuidad, en hombres y mujeres, en homosexuales y en heterosexuales. Quizás en algunos casos, como dice el refrán: "un clavo saque otro clavo", pero en conjunto sólo consigue ahondar e infectar la herida.

La oxitocina formadora del vínculo sabe hacer muy bien su trabajo en nuestros cerebros humanos y allí donde se la deja crea vínculos fuertes y potentes muy difíciles de romper. Prácticamente todos nosotros hemos padecido un shock sentimental a lo largo de nuestras vidas y sabemos el dolor que conlleva. Los humanos necesitamos el vínculo de pareja y la promiscuidad sólo puede funcionar sin vínculo. Sólo los machos monosexuados pueden permanecer solos, buscando como los orangutanes coito tras coito, para los humanos es mucho más complejo. Cualquier hombre o mujer promiscuo lo sabe: ¿y después del coito qué? Todos los que escriben sobre la promiscuidad la califican como eminentemente masculina y siempre concluyen que existe una gran diferencia entre los deseos de hombres y mujeres. Los hombres siempre buscan más compañeros sexuales que las mujeres, esto puede ser cierto en la medida que la testosterona incita constantemente al sexo pero aun así la leyenda popular debería ser revisada y reescrita, pues en casi todas las especies de simios las hembras son tan promiscuas o más que los machos pero este punto ha sido frecuentemente ocultado y olvidado.

Lewis *et al.,* (2001) escribieron que tanto para hombres como para mujeres una relación que se aparta del propio prototipo es límbicamente equivalente al aislamiento. Y para estos psiquiatras, la soledad del aislamiento produce muchísimo dolor, por lo que una de las peculiaridades más comunes y desconcertantes del amor es que la mayoría de las personas prefieren pasarlo mal en una relación dañina a no tener ninguna. Por lo tanto, cuando todos los seres humanos buscamos con tan afanosa desesperación vincularnos con alguien particular, no se puede decir que seamos promiscuos.

8.8 Una relación mixta

La ley según la cual: "lo semejante atrae a lo semejante" es la norma y no la excepción entre nuestros parientes primates; ninguna hembra o macho comparte tantísimo tiempo con un individuo de otro sexo como los humanos. Entre los humanos un chico o una chica renunciarán a la relación grupal con sus congéneres por la relación mixta de pareja. Un investigador extraterrestre que observara el comportamiento de los grandes simios, podría llegar a la conclusión de que la relación mixta de pareja, entre un hombre y una mujer, es atípica y extraña. Pues en nuestros parientes tal tipo de relación parece imposible. Las interacciones son grupales entre machos o entre hembras, nunca mixtas; machos con machos en chimpancés y hembras con hembras en bonobos. Al menos para ellos, los vínculos dentro del mismo género son más sencillos. La relación mixta, que para los humanos es la ligazón más natural y frecuente, es única de nuestra especie entre todos los grandes simios.

Louann Brizendine (2007) describe en su libro "El Cerebro Femenino" las grandes diferencias existentes entre chicos y chicas adolescentes. La mayoría de los chicos no arden en deseos de comunicación verbal con sus semejantes tal como hacen las chicas. La testosterona que inunda el cerebro de los chicos, inhibe este deseo e interés por la conversación y el trato social según la autora. También los jóvenes adolescentes estarían consumidos por fantasías sexuales e intereses diferentes según los sexos. Incluso ante el estrés, hombres y mujeres reaccionarían de formas muy diferentes. El hombre usaría la estrategia bautizada

144

como "combate o fuga": ante una amenaza se atacará a la fuente de la misma si existen posibilidades de vencer o se escapa en caso contrario. La mujer emplea una táctica diferente denominada "cuida y busca amistades": las féminas confían en los lazos sociales y están más inclinadas a pedir y acudir en ayuda recíproca en estas situaciones de amenaza, confiarían más en el grupo social.

Para que se pueda producir una pareja mixta estable, entre géneros dimórficos tan distintos como los humanos, se necesita de cierta compatibilidad y el establecimiento de puentes entre los sexos que mitiguen y suavicen las incompatibilidades haciéndolas tolerables. La bisexualidad humana no sólo permite estos puentes sino que también faculta posturas muy diferentes dentro del mismo género que hacen que la norma genérica siempre sea muy general y pueda ser matizada.

Un hombre y una mujer pasan la mayor parte de su vida juntos en una unión que se afianza día a día. Pero para un chimpancé estar siempre al lado de una hembra sería inconcebible, lo mismo que para una bonobo el caso contrario.

8.9 Síndrome de Covade

El embarazo es un suceso exclusivamente femenino, pero cada vez parece más evidente científicamente que el futuro papá se ve influenciado biológicamente por la gestación de su compañera. Estos futuros padres experimentan cambios hormonales importantes durante el período del embarazo de su pareja, les bajan los niveles de testosterona y les aumentan los niveles de cortisol y prolactina (Storey *et*

145

al., 2000). Y según Maldonado-Durán y Lecannelier (2008), muchas de las conductas paternas hacia sus bebés, están relacionadas con cambios bioquímicos a nivel hormonal.

Según el doctor Arthur Brennan *et al.,* (2007), el síndrome de Couvade, término francés que deriva de *"couver"* (incubar), es un fenómeno global que ocurre en los países industrializados de todo el mundo y tiene una amplia variación internacional. Afecta a los padres biológicos, en particular durante el primer y tercer trimestres del embarazo y los síntomas desaparecen al nacer el bebé o poco después, en el período posparto. Según Masoni *et al.* (1994) hasta el 65% de los padres desarrolla durante la gestación de su esposa o de su compañera síntomas típicos del embarazo: aumentan de peso, se quejan de náuseas, cansancio, fatiga, dolores o problemas digestivos, en parte viven los síntomas de la embarazada. Para Katherine Wynne-Edwards[17] (2004), investigadora de la Universidad de Queen's en Kingston (Canadá), estos hombres sufren importantes cambios hormonales. Las semanas antes del nacimiento del bebé les aumentan los niveles de prolactina, durante los días inmediatamente posteriores al parto les bajan los niveles de testosterona y se duplican los niveles de cortisol. La bajada de testosterona estaría relacionada con un mayor interés y ternura por el futuro bebé. El cortisol permitiría al padre concentrarse en el recién nacido. Por lo que se cree que el síndrome de Couvade es una manera de reducir las diferencias sexuales en el embarazo y las experiencias del parto entre ambos progenitores (Brizendine 2007). También podría ser una manera de vincular al padre con su futuro hijo preparándolo para ser un padre solícito. Los aumentos de prolactina se relacionarían con una conducta más sensible y maternal hacia el neonato (Maldonado-Durán y Lecannelier 2008), fenómeno que sería inducido por feromonas producidas por la mujer embarazada (Brizendine 2007).

Prácticamente todos los padres, el 91,78%, padezcan o no el síndrome de Couvade durante el embarazo, muestran una importantísima transformación bioquímica y emocional que está relacionada con la gestación. Los cambios más visibles del hombre se expresan en cambios e inapetencias sexuales en el 87,67% de los casos, además aumentan el miedo y la ansiedad en el 36,98% y la curiosidad en el 47,94% (Masoni *et al.* 1994).

8.10 Infancia muy larga

Se sabe desde antiguo que el crecimiento del esmalte dental sigue una forma regular y discontinua en el tiempo. Pasa algo parecido a lo que ocurre en los anillos de crecimiento de los árboles, el esmalte dental presenta crecimiento diario, representado por estrías transversales. Cada 6 u 11 días se detiene el proceso y cuando vuelve a reanudarse, lo hace dibujando una marca clara. Estas diferencias de crecimiento permiten saber el tiempo que tardó en formarse la corona dental. Una vez averiguado el tiempo de formación de la corona dental, sabemos el tiempo de crecimiento y desarrollo del organismo (Bermúdez de Castro 2008).

Durante mucho tiempo se pensó que los primeros homínidos maduraban al mismo ritmo que lo hacemos actualmente los humanos, pero los estudios de esmalte dental proporcionaron muchas sorpresas. En 1985, en un artículo en la revista *Nature*, Timothy Bromage y Christopher Dean demostraron, basándose en estudios de la corona dental, que nuestros antecesores crecían según un patrón más acorde con el de los grandes antropomorfos africanos actuales , que con un patrón humano. Los primeros homínidos maduraban de una manera más similar a la de los simios actuales, con una niñez corta, que a la del hombre moderno. Para un fósil, el SK 63, de *Paranthropus robustus* con una edad asignada de seis o siete años, los análisis dentales databan una edad de tres años (Bromage y Dean 1985). El desarrollo dental se convirtió así una fuente indirecta muy segura para determinar la edad de la madurez sexual y las características biológicas de una especie. Holly Smith y Barry Bogin (1996), buscaron si el patrón de crecimiento del *Homo ergaster* se ajustaba al patrón de las poblaciones modernas o al de los grandes simios antropomorfos.

José María Bermúdez de Castro y su equipo científico (2008), aplicaron esta hipótesis a los tres homínidos de la Gran Dolina (España) y vieron que los tres homínidos estudiados presentaban un patrón de desarrollo dental parecido al del *Homo sapiens,* frente a la de los grandes simios ; pero, aunque seguían el mismo patrón de desarrollo descubrieron que los tiempos obtenidos en los homínidos de la Gran Dolina eran significativamente inferiores a los de las poblaciones de *Homo sapiens.*, las etapas eran mucho más cortas (Ramírez-Rozzi y Bermúdez de Castro 2004).

Capítulo 9

Orígenes de la especie humana

La genealogía es un vicio humano. En todas las partes del mundo los hombres quieren saber: ¿cuáles son sus orígenes? ¿cuál es su procedencia? ¿de dónde vinieron sus antepasados? Las genealogías de los reyes y algunos nobles pueden seguirse por cientos de generaciones y casi todos los demás podemos seguir nuestros orígenes varias generaciones atrás. Pero cuando se trata de descubrir el germen común, el inicio de todos los humanos, saber dónde y cuándo apareció nuestro primer antepasado la cosa se vuelve mucho más complicada. Por suerte, los continuos avances científicos han permitido que se pueda formar el árbol genealógico de la humanidad analizando nuestros genes.

9.1 Genealogía mitocondrial

Las células eucariotas, dentro de las cuales están las células humanas, contienen unos orgánulos llamados mitocondrias, encargadas de suministrar la mayor parte de la energía necesaria para la actividad celular. En 1980, Lynn Margulis formuló la teoría endosimbiótica según la cual hace aproximadamente 1.500 millones de años, una célula procariota fue fagocitada y se fusionó con otra célula primitiva, lo que produjo una simbiosis permanente con beneficios para ambas células. Poco a poco, la célula que dio origen a la mitocondria fue cediendo parte de su material genético al núcleo de la nueva célula fusionada, pero conservó una pequeña cantidad de ADN mitocondrial (ADNmt) para su funcionamiento. Éste al igual que los bacterianos, es una molécula bicatenaria, circular, cerrada y sin extremos, que en los seres humanos es de pequeño tamaño y contiene información para unos pocos genes (Novo-Villaverde 2007). Las mitocondrias se heredan exclusivamente por vía materna por tanto su herencia es matrilineal. En la fertilización cuando el espermatozoide se fusiona con el óvulo, sólo los componentes nucleares se abren camino hacia el núcleo y si entra alguna mitocondria del espermatozoide, no invitada, será rechazada y morirá. El zigoto formado que dará lugar al embrión, heredará exclusivamente las mitocondrias de su progenitora. Las mitocondrias, al no mezclarse con las del padre permanecen intactas de generación en generación manteniéndose iguales a las de la madre, a pesar de que el ADN nuclear del zigoto sea 50% materno y 50% paterno; por eso, los estudios del ADNmt permiten rastrear sólo la herencia materna. Las mitocondrias se originan a partir de otras mitocondrias por división, de forma semejante a la división de los procariotas y los únicos cambios posibles en el ADNmt se deben únicamente a mutaciones producidas en el proceso de división a lo largo de multitud de generaciones.

El ADNmt es la única molécula de ADN en nuestras células que es circular. Fue secuenciado en su totalidad en el 1981 en Gran Bretaña descubriéndose que contiene en total 16.569 nucleótidos y 37 genes. Cada nucleótido, dependiendo de cuál sea su base nitrogenada puede ser A, T, C ó G. Cuando se produce una mutación se cambia una letra por otra. En las sucesivas replicaciones de este ADN, a lo largo del tiempo, se producen mutaciones debidas a errores, pero el ADNmt es tan pequeño que se estima que en el sólo ocurre una mutación cada 3.000 años (Martínez-Cruzado 2002). La familia de todos los ADNmt que comparten una mutación que surgió en una mujer ancestral se denomina haplogrupo. Los haplogrupos se nombran con una letra mayúscula del abecedario A, B, C y dentro del mismo haplogrupo pueden existir diferentes subgrupos: A1, A2. El estudió de los diferentes haplogrupos nos permiten conocer como han sucedido las migraciones femeninas en el tiempo.

En 1987, Rebeca Cann y su equipo de Berkeley, publicaron un artículo en *Nature,* en el que defendían que el *Homo sapiens* habría aparecido hace unos 200.000 años y únicamente en África. Tras un minucioso y pormenorizado estudio de los haplogrupos del DNA mitocondrial del hombre actual de todas las diferentes regiones geográficas del mundo, llegaban a esta conclusión. Posteriores estudios afinaron la búsqueda y redujeron la cifra a 170.000 años (Wells 2007).

Así pues, los primeros estudios serios y fiables, siguiendo los orígenes evolutivos del hombre actual, situaban el comienzo para todos los hombres y mujeres de este planeta en un una mujer africana que habría vivido hace 170.000 años. Y una vez localizada la primera mujer de nuestra especie, situada en un lugar y en una fecha determinada, había que seguirle el rastro al primer hombre.

9.2 Genealogía del cromosoma Y

La mayor parte del material genético se guarda en forma de cadenas compactadas de DNA en los cromosomas. En cada especie el número de cromosomas es constante, los seres humanos tenemos 23 pares de cromosomas. Todos nuestros cromosomas van en pares y los miembros de cada par se denominan cromosomas homólogos. En cada pareja de cromosomas uno es heredado de la madre y su compañero es heredado del padre, pero ninguno de los cromosomas es idéntico al de sus padres. En las células germinales los cromosomas homólogos sufren recombinación genética antes de entrar en el proceso de meiosis que separa cada pareja de cromosomas. En la recombinación genética se produce el intercambio de material genético entre secuencias similares de DNA de los dos cromosomas homólogos, una hebra de material genético en un cromosoma es rota y luego unida a una molécula de ADN, homólogo del otro cromosoma de la pareja. Este proceso hace que los hijos tengan un genotipo diferente del de sus padres.

Los cromosomas sexuales o heterocromosomas, X e Y, son los encargados de determinar el sexo. Una mujer llevará la pareja de cromosomas XX y un varón la pareja de cromosomas XY. Los cromosomas X e Y son muy diferentes, por lo que entre ellos la recombinación genética total no es posible; hay una parte del cromosoma Y que no se recombina. Esta región del cromosoma Y que no se recombina se denomina

152

región no recombinante (NRY) y se transmite de padre a hijo generación tras generación intacta y sin cambios. Pero con el paso del tiempo en las sucesivas replicaciones de esta región NRY se producen mutaciones que nos servirán para estudiar el proceso evolutivo humano por la vía masculina (Jobling y Tyler-Smith, 1995). Analizando varias mutaciones en el cromosoma Y se tipificaron los diferentes haplogrupos.

Underhill *et al.,* (2000), analizando los diferentes haplogrupos del cromosoma Y describieron el árbol evolutivo masculino que nos lleva a la existencia del primer hombre en África hace tan sólo unos 60.000 años. Y afirmaron que toda la diversidad del cromosoma Y actual se habría generado en tan sólo 60.000 años.

9.3 Entre Adán y Eva miles de años de diferencia.

Sorprenden las diferencias tan grandes entre las fechas de aparición de la primera mujer y del primer hombre que originaron a todos los humanos actuales. El análisis de los datos de los haplogrupos de ADNmt fecharon la aparición de la Eva africana hace unos 170.000 años y los estudios de los haplogrupos del cromosoma Y dataron al primer hombre hace 60.000 años. La diferencia entre ambas apariciones deja una friolera de miles de años de diferencia. ¿Cómo es posible una separación tan enorme?.

Spencer Wells (2007) lo explica diciendo que la razón de que no encontremos linajes de hombres de hace 170.000 años se debe al comportamiento sexual de los primeros humanos. Según él unos pocos hombres se habrían ocupado de los apareamientos. Esta peculiaridad tendería a reducir el tamaño de la población efectiva del cromosoma Y que habría provocado que los linajes más antiguos se perdieran y que sólo quedaran los linajes más modernos.

No acaba de gustarme su explicación, por lo que propondré otra hipótesis diferente basándome en la teoría central del libro. Si suponemos que los primeros homínidos se hubieran comportado en cuestión sexual de una manera muy parecida a los grandes simios, sus hembras habrían marcado el estro y el sexo sólo hubiera tenido sentido como mecanismo reproductor. En un determinado momento nació una mujer en el grupo, la primera Eva africana, con un cambio genético que la convirtió en bisexual. La bisexualidad de esta mujer habría provocado cambios sustanciales que la harían diferente a sus compañeras. Uno de los cambios biológicos fundamentales, habría sido el desvanecimiento en la capacidad de mostrar el período de estro. Sin una clara capacidad de marcar el período de ovulación, esta mujer lo tendría muy complicado para engendrar hijos pues el macho no sabría si estaba receptiva o no. Las hembras de los primates, no humanos, comunican al macho su receptividad sexual mediante diversas señales visuales y químicas o feromonas (Smith y Abbott, 1998). Y la comunicación química se presenta principalmente durante los periodos estrales (Seller, 1987). Estas hembras bisexuales obligatoriamente tendrían que confiar en la sincronización de su ciclo con las otras hembras, para así lograr aprovechar el periodo de celo visible de sus compañeras y poder quedar embarazadas. En 1971 la psicóloga Martha McClintock descubrió el efecto que lleva su nombre. El "efecto McClintock" se da entre mujeres que conviven juntas durante largo período de tiempo, estas mujeres acaban sincronizando sus ciclos menstruales. Se sabe que este efecto es debido a la producción de feromonas en las glándulas de las axilas de las mujeres. Este fenómeno, que en el tiempo actual es sólo una curiosidad, podría haber tenido una importancia vital para la supervivencia de la especie durante los miles de años hasta la aparición del macho bisexuado y se habría mantenido hasta la actualidad. Además la mujer habría conservado como reminiscencias del estro, un cambio en el olor y fluidos vaginales que habrían permitido que los machos, conocieran su estado y las fecundaran. Sin la suposición de una mujer diferente de sus compañeras habría que hacerse una importante pregunta: ¿por qué las otras hembras no dejaron una huella mitocondrial? Y más aún sabiendo que las féminas de un mismo grupo no suelen ser familia entre los primates.

Los machos bisexuales, hijos de estas hembras, serían siempre menos agresivos que los machos monosexuales, por lo que siempre ocuparían una posición no dominante en el grupo y sus posibilidades de dejar descendientes frente a los otros machos más dominantes habrían sido prácticamente nulas. Por tanto , estos primeros machos bisexuales no habrían tenido ninguna oportunidad de dejar descendencia y la bisexualidad se habría mantenido por la vía exclusivamente femenina durante milenios. Sólo cuando la bisexualidad simple del principio se complicó y multiplicó graduándose hasta llegar a los siete niveles del modelo descrito por Kinsey sería posible la aparición de machos totalmente violentos (Kinsey 0), que podrían engendrar hijos y competir por el puesto de macho dominante. Una vez que esto hubiera ocurrido, a la larga la nueva especie podría haberse desligado y seguir su propio camino. De ahí vendría la enorme diferencia entre los linajes masculino y femenino.

9.4 La eliminación de las otras razas humanas

En el verano del año 1856, obreros que extraían piedra caliza de una cueva en el valle de Neander (Alemania) descubrieron el primer fósil de un antepasado homínido. A este fósil se le denominaría hombre de Neanderthal que vivió en Europa y Asia occidental durante unos 250.000 años. Se sabe que era una especie muy adaptada al frío extremo y a las condiciones que reinaban por entonces en el continente europeo. Tenían cerebros más grandes que los del hombre moderno, una altura promedio de 1,65 m, eran de complexión fuerte, musculatura robusta y vivían en pequeños grupos. Durante mucho tiempo hubo una controversia científica en torno a la descendencia de los europeos: ¿procedíamos directamente de los Neanderthal o bien del mestizaje de éstos con los otros hombres o éramos una especie aparte?

En 1997 el Dr. Svante Pääbo y un grupo de científicos de la Universidad de Munich tuvieron éxito al extraer el ADN mitocondrial de un fémur de esqueleto de un neandertal de 40.000 años de antigüedad. (No se les aceptó la validez de la secuencia hasta que se duplicó el experimento en un laboratorio diferente de los Estados Unidos.) La interpretación de los resultados evidenciaba que el hombre actual y el de Neanderthal eran especies distintas, separadas evolutivamente por más de 465.000 años (Krings *et al.*, 1999). De su trabajo (Krings *et al.*, 1999) se concluye que la divergencia del ADNmt Neanderthal y el ADNmt humano actual es tan enorme que demuestra que el ADNmt Neandertal y ADNmt de los humanos ancestrales, han evolucionado como entidades separadas durante un período muy sustancial de tiempo, por lo que dedujeron que los Neanderthal no habrían contribuido en la formación del genotipo humano moderno. El resultado fue toda una bomba inesperada y muchos no lo creyeron. Según Richard *et al.*, (2006), estudios posteriores del grupo de antropología evolutiva del Instituto Max Planck de Leipzig (Alemania) confirmaron los primeros resultados. Tras secuenciar un millón de pares de bases, un alto porcentaje de la totalidad del genoma del hombre de Neandertal, de ADN obtenido de huesos hallados en la cueva de Vindija (Croacia), se generó un primer borrador de la secuencia completa del genoma de esta especie cuyos resultados confirmaban lo que el grupo ya sospechaba, que los Neanderthal la especie más cercana al humano moderno no contribuyeron a su acervo genético.

Aunque Neanderthal y hombres modernos se corresponden a especies distintas diferían muy poco en su material genético por lo que podían haberse hibridado sin problemas. Los Neanderthal, por el tamaño de su cerebro presumiblemente constituían una raza inteligente muy parecida a la nuestra en capacidad cerebral. Además si tenemos en cuenta que convivieron en Europa y Asia Occidental con los humanos actuales durante miles de años: ¿qué sucedió para que no se hibridaran? ¿Por qué sobrevivió el grupo de humanos menos adaptado a Europa, mientras que el que se había generado allí desapareció?

Estas interrogantes se resuelven coherentemente si le aplicamos la hipótesis de la bisexualidad. El ser humano moderno como un ser bisexuado estaría socializado de forma muy diferente al Neanderthal. La unidad social de los Neanderthal habría tenido un pequeño tamaño, el tamaño aproximado de una familia grande, con un comportamiento mucho más violento similar al de los chimpancés. El ser humano actual podría formar grupos más grandes con más interacciones intergrupales y sus sociedades serían mucho menos violentas que las de sus parientes, siendo más igualitarias y cooperativas. Nuestros antepasados humanos, en general, habrían sido menos agresivos que sus parientes Neanderthal y en caso de necesidad podrían juntarse a otros grupos humanos para cooperar frente al enemigo común Neanderthal, pues la diferencia de socialización impediría cualquier entendimiento entre ambas razas. Si los Neanderthal hubieran sido en extremo tan violentos, como parece, la integración de sus machos entre los humanos arcaicos hubiera sido imposible. Las mujeres Neanderthal, no bisexuadas, ¿mantendrían la señalización del estro? Si es así tendrían posiblemente una sexualidad reproductiva como la de los grandes simios, con lo que las posibilidades de hibridación con nuestros antepasados hubieran sido muy difíciles y prácticamente irrealizables.

Además la complejidad social de ambas especies sería muy diferente. La bisexualización alargaría la infancia de los niños del hombre actual, al tener una madre y un padre pendientes de ellos. El niño Neanderthal dependería sólo de su madre, por lo que tendría una niñez más corta llegando mucho antes a la pubertad, lo que obligatoriamente implicaría una menor complejidad social en sus sociedades. Los estudios del crecimiento de los dientes de los Neanderthal, revelan que alcanzaban la pubertad bastantes años antes que los hombres modernos (Ramírez-Rozzi y Bermúdez-Castro 2004; Smith *et al.*, 2007). Y no sólo los Neanderthal habrían alcanzado la pubertad mucho antes que los niños actuales de nuestra especie, sino que sorprendentemente, los niños Neanderthal se caracterizarían por tener el período más breve de crecimiento dental entre todas las especies de homínidos (Ramírez-Rozzi y Bermúdez de Castro 2004), lo que podría significar fuertes diferencias en la socialización de ambos grupos.

La convivencia en diferentes lugares de la tierra durante miles de años de estas dos especies de homínidos el *Homo sapiens* y el *Homo neanderthalensis* sin hibridarse, nos indica que en algo eran muy diferentes para que esta hibridación no se produjera. Los británicos cuando llegaron a Australia consideraron a sus habitantes, los aborígenes, como infrahumanos peores que perros pero aún así hubo mestizaje aunque fuera de la peor manera.

Capítulo 10

Eva africana

Los resultados publicados del "Project Genographic" sitúan nuestro origen en una mujer africana que vivió hace unos 170.000 años. Toda la diversidad de seres humanos modernos se habría generado a partir de esta "abuela" común. El antepasado común masculino de todos los humanos actuales vivió en África hace unos 60.000 años (Wells 2007). Las mujeres tienen la obligación de reivindicarse y vindicar a la fundadora, pues el primer Adán del que descendemos todos no nacería hasta miles de años después.

Los 5.000 ó 6.000 años que las religiones monoteístas marcan para este nacimiento se habrían quedado muy cortos, y además, la primera Eva habría nacido miles de años antes que el primer Adán y no de una costilla de éste como dice el Génesis (2: 21-22). Las mujeres tienen derecho a reclamar la revisión de la interpretación machista de los textos religiosos y su posición primigenia en el nacimiento de la humanidad.

El libro del Génesis (19: 6-9) también relata la destrucción de Sodoma, una de las bases actuales para la homofobia religiosa. Yahvé informó a Abraham que destruiría Sodoma por sus graves pecados, sólo salvaría a Lot y a su familia. Dios envió a dos hombres muy guapos, que llamaron la atención de los habitantes de la ciudad. Lot los alojó en su casa y se convirtió en su anfitrión. Cuando al anochecer los habitantes de Sodoma exigieron a Lot que les entregara a los dos hombres para abusar de ellos, él se negó y les ofreció a cambio a sus dos hijas, dos jóvenes aún vírgenes, para que las violaran y forzaran a su gusto y dejaran en paz a los agraciados varones. El escritor o escritores del relato odiaban a las mujeres al menos con la misma intensidad, probablemente más que a los homosexuales. También se puede interpretar que los habitantes de Sodoma eran bisexuales, pues Lot les ofrece cambiar la violación de los varones por la de sus hijas.

"Lot salió donde ellos [ante los que reclamaban para sí a los guapos varones], cerró la puerta detrás de él. Y dijo: Les ruego, hermanos míos, que no cometan semejante maldad. Miren, tengo dos hijas que todavía son vírgenes. Se las voy a traer para que ustedes hagan con ellas lo que quieran, pero dejen tranquilos a estos hombres que han confiado en mi hospitalidad."

El cristianismo pone a Lot como ejemplo de Santo varón integro y bueno. El único que Dios consintió en salvar por su amabilidad, benevolencia y cordialidad. No sé ustedes, pero yo, leyendo sus palabras considero a este hombre de todo menos santo y bueno. Y ponerlo como ejemplo de bondad y santidad lo considero una tomadura de pelo. ¿Qué pensarían sus hijas del ofrecimiento? Dos hombres totalmente extraños, dos desconocidos forasteros tienen más valor para Lot que sus dos hijas. El Lot que describe este pasaje merece mayor castigo que los habitantes de Sodoma pues el está dispuesto a permitir la violación de sus propias hijas. Desde luego no sé si es un buen ejemplo sobre homosexualidad, pero sí que es un buen ejemplo de machismo retrógrado, pues para el autor o autores como para San Agustín de Hipona es claro que el hombre vale más que la mujer. Este santo varón cuyas opiniones acerca de la sexualidad se convertirían en la norma de la Iglesia Occidental, era un machista rancio que escribió palabras incendiarias contra la mujer de la que pensaba, como Lot, que no valía prácticamente nada:

"Las mujeres no deben ser iluminadas ni educadas en forma alguna. De hecho, deberían ser segregadas, ya que son causa de insidiosas e involuntarias erecciones en los santos varones."

"Tanta es la superioridad del cuerpo de un hombre respecto de una mujer como la del alma respecto del cuerpo"

Ya va siendo hora de desterrar el sambenito que la iglesia primitiva asoció a la mujer.

Cuando realizaba el Doctorado, compartía la sala con otros doctorándoos entre los que se encontraba una chica argelina. Cuando hablábamos de religión ella razonaba que no podíamos ser nunca iguales porque Dios había hecho inferior a la mujer. Si en pleno siglo XXI, hay mujeres que piensan así significa que aún estamos muy lejos de la igualdad. Es de esperar que a medida que la civilización y el conocimiento avancen, todas las religiones pasarán a ser consideradas como mitos y de nuevo la humanidad dará otro paso de gigante, pues como dijo el gran sabio y filósofo estadounidense James Feibleman: "un mito es una religión en la que ya nadie cree."

10.1 Las hembras de nuestros parientes.

Entre los grandes primates hay dos posturas claras en cuanto a sus féminas. Si la especie es monosexuada y machista: gorilas, orangutanes y chimpancés, sus hembras sólo pueden obedecer, recibir algún que otro guantazo y ocupar siempre un segundo plano. Las hembras de orangután soportarán ser violadas muy frecuentemente. Todas las gorilas verán en un momento dado de su vida como le matan a uno de sus hijos y finalmente las chimpancés han de vivir con golpes y muerdos; algunas de ellas serán violadas y a unas pocas les matarán a sus hijos (Wrangham y Peterson 1998). Desde luego, no debe ser fácil ser hembra en tales situaciones.

Cuando la especie es pansexual, caso de los bonobos, la cosa mejora mucho para las hembras. En este grupo, ellas son las dueñas y señoras de toda la comunidad. Una bonobo se alía con las otras frente a los machos y logran el dominio social total del grupo. En nuestra especie bisexuada el panorama femenino es un intermedio entre ambos extremos. Supongo que las feministas radicales preferirían el dominio absoluto de sus primas bonobo, pero sería sustituir un machismo por otro.

Defiendo una igualdad total entre los sexos, porque creo que esta igualdad es no sólo posible sino ideal para la especie. Uno de los grandes logros de la bisexualización fue que amplió la capacidad de miras y donde antes había una única visión masculina o femenina, de pronto se dobló el abanico y con ello surgieron nuevas posibilidades. Las sociedades más pobres, atrasadas, subdesarrolladas, analfabetas, incultas y míseras del planeta son las más machistas, aquellas en donde la mujer en realidad no vale nada. Por el contrario los pueblos más cultos, modernos, civilizados, educados, libres e innovadores son aquellos donde la igualdad sexual es norma. Si miramos el índice de desarrollo humano por países, los primeros puestos siempre los ocupan los más igualitarios con los países nórdicos, Canadá y Australia a la cabeza.

El machismo está en un extremo de la cuerda y el feminismo en el otro, conseguir el punto medio, el equilibrio perfecto, tiene que ser posible.

10.2 Existe dimorfismo sexual

Somos una especie dimórfica con cerebros distintos. A pesar de que ambos cerebros tienen el mismo número de células, el masculino es un 9% mayor porque las neuronas de las mujeres están más juntas. Las diferencias que provoca este dimorfismo hacen que las mujeres sean mujeres y los hombres sean hombres (Brizendine 2007). Hombres y mujeres con cerebros desigualmente estructurados y diferentemente hormonados tienen que ser distintos o al menos parcialmente diferentes a la fuerza.

Aunque el dimorfismo cerebral hace que existan dos formas de ver el mundo, la bisexualización facilita posturas muy diferentes dentro del mismo género y crea puentes y acorta la distancia entre géneros. Tanto es así que a la hora de la verdad siempre que se les ha dado una oportunidad, las mujeres han podido hacer aquello para lo que se suponía que no valían físicamente. Existe el mito según el cual las mujeres no tienen oído musical y por eso las orquestas siempre prefieren hombres. En Estados Unidos, tras una reivindicación feminista se consiguió que las pruebas a los aspirantes se hicieran detrás de un biombo sin saber el sexo del que tocaba. El resultado fue: orquestas mixtas. Esto no significa que todas las mujeres puedan lucir de oído musical, ni todos los hombres de capacidad de dominio de lenguas, pero con la bisexualización de por medio la frontera es tan fina que muchos y muchas pueden saltar la valla y hacerlo tan bien o mejor que sus congéneres del sexo opuesto.

Algunos libros sexistas colocan a los sexos en dos extremos de la baraja, tan dispares que da la sensación de que se trata de especies diferentes. Si estos autores tienen razón y la diferencia es tan abismal entre los géneros, que me expliquen cómo se pueden formar parejas y más aún que duren juntas tanto tiempo. Parece como si su prototipo de mujer fuera la imagen de la *sex symbol* Marilyn, creada para la gran pantalla, el de mujer guapa y tonta que se une a un hombre rico e inteligente. Deberían haber continuado la historia y no quedarse en la boda. ¿De qué hablan un hombre inteligente y una mujer boba? ¿Qué comparten en común salvo los ratos de sexo? ¿Y qué pasa cuando se vuelve vieja y fea? ¡La juventud no es eterna!

Generalizar puede tener sentido en especies donde la separación entre sexos y la igualdad dentro de los mismos es muy clara. No es este el caso, donde el abanico de posibilidades es muy amplio. ¿Se pueden meter en el mismo saco a Marilyn Monroe y a Marie Curie?

10.3 La igualdad es posible

La evolución ha creado una raza con dimorfismo sexual, el cerebro de mujeres y hombres es diferente por eso pretender que no existen diferencias es engañarse. La consigna de una visión unisex para lograr la igualdad sólo tiene sentido político, no biológico. Cuando releo esto parece que me contradiga a mi mismo. Lo que quiero decir es que puesto que cerebros de mujeres y hombres son diferentes una conducta única carece de sentido. Que mujeres y hombres no seamos idénticos no significa que no podamos llegar a los mismos destinos. Si de una cosa estoy completamente seguro es que ambos sexos podemos alcanzar las mismas metas sin ningún tipo de exclusión. Lo que nos diferencia es la forma y el camino de lograr el objetivo.

Uno de los grandes logros de la bisexualización fue proporcionar al ser humano una visión compuesta del mundo, que hizo que desapareciera la visión unisex de nuestros parientes primates, el mundo dejo de ser exclusivamente masculino o exclusivamente femenino para pasar a ser una mezcla de ambos. Esta mezcla nunca ha sido al 50%, siempre ha predominado la visión masculina sobre la femenina. Ha llegado el momento de que la mezcla se equipare.

La escala de Kinsey es igual de aplicable para los hombres que para las mujeres. Por tanto en el sexo femenino también existen los siete grados, por lo que pretender hacer tabla rasa y generalizar para todo el grupo puede ser contraproducente. La realidades femenina y masculina no son idénticas ni tiene por que serlo, pero tampoco las realidades masculinas y femeninas son uniformes, los siete grados de Kinsey dan mucho juego. La igualdad no puede pretender convertirnos en seres asexuados porque sería ir contra la biología y desaprovechar las ventajas de la doble visión del mundo. No ser idénticos no puede significar como hasta ahora una discriminación negativa de la mujer. En todos los ámbitos de la vida, a las mujeres cuando se les ha dado la oportunidad, a lo largo de la historia han demostrado que podían desempeñar su papel y sustituir a un hombre si era necesario. Incluso en los terrenos vedados de la física y la matemática ha habido féminas que han demostrado que podían realizar perfectamente el trabajo y mejor que muchos hombres.

Para aquellos que piensan que el dimorfismo convierte en inferior al cerebro femenino, les aconsejo que miren a nuestros parientes bonobos. Los cerebros de sus hembras son tan femeninos como los de las mujeres humanas y sin embargo ellas en su sociedad ocupan y monopolizan todos y cada uno de los puestos de responsabilidad y poder.

10.4 Violencia de género

Los machos de los grandes simios, excluidos los bonobos, son brutales y violentos entre ellos y con sus hembras. Pero no se pude generalizar, pues como vimos en el primer capítulo, el primer asesinato fronterizo observado en Gombe fue perpetrado por tres machos y una hembra, pues aunque generalmente las hembras son menos violentas también hay excepciones que confirmarían la regla.

Se puede predecir que los hombres Kinsey 0 se comportarán de forma mucho más violenta que cualquier otro varón de la escala. Cada día aparecen en la prensa nuevos casos de violencia de género dirigida contra las mujeres por lo que es bueno preguntarse si no tendrá algo que ver, el asunto con esa violencia extrema heredada de nuestros parientes primates. Es verdad que los grandes simios se pelean y violentan dentro del mismo sexo, pero también es verdad que en los humanos la relación más común es la mixta. Como hemos ido viendo, los grandes simios no forman parejas y sus relaciones son intergenéricas.

Se nos ha dicho hasta la saciedad que sólo la monosexualidad es buena y que todo lo demás es malo y pernicioso, pero la monosexualidad que observamos en nuestros parientes primates está demasiado relacionada con la brutalidad y la violencia como para no cuestionarla. Por eso si el mocetón con el que salimos es bravucón y violento antes de continuar con la apuesta debemos preguntarnos si no será uno de los machos genéticamente violentos. Y aunque en cuestiones del corazón la razón no es competente, siempre es mejor sufrir un shock sentimental que malvivir rodeada de palizas, crueldad y agresión continua. Recuerden que los bruscos chimpancés se reconcilian para volver más pronto o más tarde a cargar de nuevo, por tanto las reconciliaciones con parejas feroces y agresivas pueden ser más peligrosas de la cuenta.

La carga homosexual que la mayoría de los hombres porta en su interior es un seguro de vida, un freno a la brutalidad por lo que debería huirse de la heterosexualidad del Kinsey 0, muy cercana a la monosexualidad violenta de los chimpancés, la mayoría de mujeres instintivamente conocen la diferencia.

10.5 Interpretación machista: Cleopatra VII

Cuando los arqueólogos redescubrieron la figura de la gran mujer faraón Hatshepsut, rápidamente interpretaron que tuvo que ser un títere en manos de su *chaty* o canciller real, Senenmut. Con el tiempo y nuevos descubrimientos se colocó a cada uno en su justa medida, Hatshepsut fue una brillante faraón que reinó durante 22 años y Senenmut su gran canciller, mano derecha y posible amante. Hatshepsut ha pasado a la historia como una de las grandes faraonas del antiguo Egipto. Fue una excelente gobernante que centró su reinado en la construcción de templos (Deir el-Bahari), obeliscos (2 de los más grandes tallados) y expediciones científicas (expedición al país de Punt). En las relaciones internacionales fomentó el dominio comercial y cultural y no guerreó por conquistar nuevos territorios, pero tampoco permitió que los países limítrofes le ganaran terreno y durante su reinado hubo al menos seis campañas guerreras disuasorias cuya finalidad era demostrar la fortaleza de Egipto a sus belicosos vecinos. Duele ver como en el Egipto actual, las mujeres descendientes de esta gran reina, tienen muchos menos derechos que sus antecesoras de hace más de 3.000 años. ¿Cómo puede ser posible? ¿Cómo ha podido hacer tanto daño la religión? ¿Cuánto talento se ha perdido y derrochado por culpa de la ignorancia humana? ¿Y cuánto se está perdiendo?

En la prensa del día en que escribo esto, Abril de 2009, aparecen artículos informando que creen haber localizado la tumba de Cleopatra y Marco Antonio en Egipto. Y esta noticia me anima a escribir sobre Cleopatra VII. No me gusta la visión que siempre aparece ligada a esta mujer por que creo que se la trata como a una vulgar mujerzuela, víctima del machismo y la xenofobia. Para mí que soy un gran aficionado a la historia del antiguo Egipto fue la última gran faraona de toda una milenaria tradición. Según los últimos estudios, fue una hábil política que supo devaluar su moneda para facilitar las exportaciones y una gran diplomática que dominó el arte de establecer alianzas con los hombres más poderosos del gran imperio de su época: primero se acercó a Pompeyo, luego a Julio César, a su muerte a Marco Antonio y por último lo intentó sin éxito con Octavio. Era una mujer amante de su pueblo y sus tradiciones que se hacía representar como varón faraón, tal y como lo había hecho antes Hatshepsut.

Una reina amante del poder, lista e inteligente que manipuló durante años a la mayor potencia de su época no debería ser tratada como una vulgar ramera. El mito, o quizás la realidad, la cuenta como una mujer enamorada de Marco Antonio. Para mí la visión real es más parecida a lo que temía el senado romano: que el general era un títere en manos de la faraona de Egipto. No podía ser de otra forma, sus culturas eran muy diferentes. Cleopatra VII era una mujer culta que hablaba siete u ocho idiomas, era buena en matemáticas, literatura, astronomía, medicina y sobre todo una magnífica diplomática. Además amaba leer y escribir pero sobre todo era egipcia y las egipcias de la antigüedad tenían muchos derechos de los que sus homólogas romanas no gozaban. Por si fuera poco, la vida de los antiguos egipcios estaba impregnada de muerte. Los muertos continuaban viviendo y ejerciendo influencia sobre los vivos. Los egipcios escribían continuamente a sus muertos pidiéndoles su intercesión o solicitando su consideración sobre muy distintos temas, pensando que ahora vivirían en un reino poderoso y quejándose si se sentían injustamente tratados. Muchas de las enfermedades eran consideradas como acciones de venganza mágica, para ellos los muertos vivían en el reino de los dioses con un ojo puesto en el mundo de los vivos. Y necesitaban un cuerpo para vivir la vida eterna (Brier 2008). En cambio para los romanos, donde la incineración era la forma de entierro más común, la fascinación que el mundo de los muertos provocaba en los egipcios debía parecerles enfermiza.

Si como parece probable aparece la tumba, veremos cual es la parte real de la historia. Siempre he pensado que Cleopatra usó a Marco Antonio y que cuando murió lo hizo en la creencia que podría ejercitar un enorme e inmenso poder sobre los vivos desde el mundo de los muertos. Por eso siempre me ha gustado imaginarla enterrada rodeada de miles de libros, por un lado los 200.000 manuscritos de la biblioteca de Pérgamo que consiguió que Marco Antonio le regalara y por el otro los supuestos tomos, en teoría quemados, de la biblioteca de Alejandría.

Capítulo 11

Adán africano

Pese a que algunos autores piensan que la civilización amortiguó la violencia masculina, defiendo que con una violencia semejante a la de nuestros parientes chimpancés, la civilización misma hubiera sido imposible.

11.1 ¿Violentos?

Para Michael Patrick Ghiglieri (2005), en los seres humanos existe una enorme diferencia en la manifestación de la violencia entre los sexos. Las mujeres son por regla general menos violentas que los hombres y usan la fuerza sólo para autoprotegerse o proteger a sus hijos. Los varones, sin embargo, la pueden emplear de manera más común. Para este antropólogo como para muchos otros, el macho humano es agresivo por naturaleza y esta violencia sería natural e instintiva y estaría codificada en nuestros genes de manera que la capacidad masculina para la violencia podría ser casi ilimitada. Como he ido desgranando a lo largo de todo este libro, sostengo que esta afirmación es errónea. No tienen en cuenta la bisexualización humana que habría amortiguado la carga violenta innata del macho primate. Sólo el pequeño grupo de varones, con poca carga homosexual o ninguna, serán realmente instintivamente violentos y crueles. El resto por suerte para nuestra especie no lo es.

Para el psicólogo Abraham Maslow (1972), la naturaleza humana no es ni mucho menos tan mala como se creía. Para él la naturaleza humana interna es buena o neutra y no mala. Para mí, la afirmación de Maslow es más cierta que la de Ghiglieri y en general el macho humano no es el culmen de la violencia. Los humanos, hombres y mujeres como grupo, como veremos, pueden ser muy violentos, pero eso es colectivo no individual.

Cuando estaba recopilando datos para escribir mi libro comenté mi hipótesis con un amigo. Su respuesta fue tajante: "debo ser poco bisexual a mi me gustan sólo las mujeres." Sentí que no me había sabido explicar y le contesté que en la sociedad en que vivimos este es el sentimiento sexual mayoritario entre los hombres de casi todos los grupos bisexuales. Nuestra sociedad es tremendamente homófoba y hemos internalizado esta homofobia hasta convertirla en parte de nosotros mismos. En la sociedad que nos ha tocado vivir, la homofobia está presente en cada gesto y se cuela en cada frase por lo que la atracción homosexual tiende a inhibirse, a la fuerza si es preciso, antes incluso de que aparezca y necesita de situaciones muy concretas para que pueda aflorar, pero que no exista atracción por el mismo sexo no significa que la carga homosexual no este ahí. Pues su desaparición conlleva violencia instintiva y crueldad extrema.

Las películas nos muestran carnicerías sin sentido que creemos reales, pero Marshall (1947),

174

descubrió que en una situación de combate real, en pleno campo de batalla, la gran mayoría de los soldados (85% aproximadamente 6 de cada 7) no quiere abatir a tiros a sus enemigos, se convierten en objetores de conciencia sin saberlo ni pedirlo. Y no se trata de que sean cobardes, pues también reveló que aunque no querían matar, eran tan valientes que corrían grandes riesgos poniendo en peligro su vida por salvar a un colega o entregar munición a compañeros asediados. Para el teniente coronel Grossman (1996), la mayoría de los hombres no quiere matar ni en guerra. El Coronel Albert J. Bronw[33] un veterano de la Segunda Guerra Mundial relató:

"Como comandante de una compañía durante la guerra observe que los jefes de pelotón y los sargentos tenían que correr arriba y abajo esquivando las balas para patear a los hombres e intentar hacer que dispararan contra el enemigo que intentaba matarles. Se puede decir que teníamos la sensación de hacerlo bien si lográbamos que dos o tres de cada pelotón dispararan."

No es esto lo que nos habían contado. ¿Dónde está aquello de que todos nosotros hemos heredado la vena brutal y violenta de nuestros parientes primates?

Si un hombre de nuestra cultura descubre en sí mismo sentimientos homoeróticos, si puede los reprime y se convence de no haberlos tenido, a nadie le gusta formar parte de los parias de una sociedad. La homofobia, es una pandemia latente e infecciosa en nuestra sociedad y afecta a cada persona del planeta, tal es su poder dañino que debería ser controlada por la OMS (Organización Mundial de la Salud). Los religiosos hicieron muy bien su trabajo, hay que felicitarlos, ni el mismísimo Satanás, en persona, podía haber actuado tan maliciosamente. Tan potente es la fuerza de la homofobia que condena a hombres y mujeres a vidas infelices y convierte el suicidio entre los homosexuales en plaga.

Pese a que la homofobia implica represión, asco, aversión, repugnancia, repulsión, manía y miedo a todo lo homosexual, éstos no sólo no desaparecen sino que se mantienen generación tras generación. La naturaleza es caprichosa y en ella todo tiene un sentido y sólo cuando algo no lo tiene, a la larga desaparece.

Leí a varios amigos, de forma separada, el capítulo sobre los machos demoníacos. Ninguno sintió empatía hacía estos comportamientos, en realidad había sentimientos de indignación, ira o cabreo, nunca comprensión. Una de las respuestas más comunes era: "había que matarlos a todos". Esta reacción, aunque en una muestra tan pequeña no puede ser significativa, deja entrever que particularmente no nos consideramos tan violentos como nuestros primos. La gran mayoría de los hombres no se comporta como los machos demoníacos asesinos, brutales y violentos que la evolución ha creado en las otras especies de grandes simios. Tenemos la suerte de que la evolución en un determinado momento nos convirtió en bisexuales, mitigó la violencia y favoreció a nuestra especie.

En los humanos, la bisexualización habría mermado de una forma irreversible esta violencia genética, de otro modo una civilización como la humana sería imposible. La bisexualidad humana permite aprovechar lo mejor de nuestros parientes primates porque sin ninguna duda también tienen su lado positivo y bueno.

El ranking por países de la tasa de homicidios y asesinatos por cada 100.000 habitantes para el año 2008 (BBC mundo[23]), sitúa al Salvador en cabeza con una tasa de 67,8, para el resto de países las tasas varían y para los desarrollados se sitúan entre 5 y 10. En los límites del parque de Gombe, se estima que pude haber unos 150 chimpancés ¿cuál es la tasa de homicidios de este grupo? ¿1000 o 10.000 por cada 100.000? No son valores comparables.

La tendencia natural de los humanos a agruparse sólo tiene sentido en primates con una violencia amortiguada. En primates donde la violencia esté latente, más tarde o más temprano, la tensión explota llevándose consigo cualquier avance conseguido; un hombre puede cambiar de grupo cambiando de ciudad, para un chimpancé supondría la muerte. Tenemos suerte de que en nuestra especie los varones tienen una parte homosexual o más femenina, que permite amortiguar la violencia y mirar el mundo con otros ojos. La violencia y la capacidad de matar a otro ser humano se frenan tanto en la gran mayoría de los hombres de nuestra especie, que para Grossman (1996), la muerte de un semejante tiene importantes consecuencias psicológicas, incluso entre los soldados entrenados para matar. Todos estos datos contradicen la visión de aquellos que sitúan al hombre dentro del grupo de los machos demoníacos, si bien es verdad que unos pocos lo son, esta afirmación no puede usarse tan generalmente y tan a la ligera.

Como veremos, la violencia humana tanto masculina como femenina, puede ser amplificada, cuando el individuo se desindividualiza en un grupo, pero esa violencia ha de ser considerada como impersonal, además es mucho más compleja, más maligna, nociva, dañina, peligrosa, perjudicial y nefasta que la propiamente masculina de cualquier especie de primates y es capaz de afectar a los dos sexos.

11.2 Sexo y promiscuidad

Aunque parezca que el hombre es el primate más sensual y ávido de sexo de todo el planeta, si nos comparamos con los bonobos seríamos unos simples enanos. Incluso al hombre más promiscuo le costaría igualarse a ellos. El sexo, tan abundante en el bonobo, es lo que limita su agresividad. De Waal (2007), habla de seis encuentros sexuales en dos horas y seiscientos en un solo invierno, semejante ritmo sexual desgastaría hasta al hombre más potente. Si el ser humano no fuera bisexual tendría que optar por una estrategia similar o ser tan violento como el chimpancé. El sexo es el adhesivo social que mantiene la paz social en los bonobos y se practica a todas bandas posibles: machos con hembras, hembras con hembras y machos con machos. En los bonobos el sexo se utiliza para resolver tensiones, disolver agresiones, establecer vínculos e incluso saludar. Cada encuentro sexual, es una relación casual que dura muy poco tiempo y después ambos partícipes se van a realizar otra actividad (de Waal 2007). Si la pansexualidad fuera el componente amortiguador de la violencia en el hombre y hubiera que emplear el sexo social, no sólo se darían situaciones paradójicas sino que también se impediría un tipo de civilización como la nuestra. Si bien es verdad que la brutalidad y la violencia se amortiguarían, también es verdad que la competencia tan importante para la humanidad mermaría casi hasta la desaparición. Una civilización como la nuestra, creada por primates, sólo es posible en simios gradualmente bisexuados.

La cancioncilla que reza hasta el infinito que: "los hombres son promiscuos por naturaleza" es irreal y sesgada. Nunca tiene en cuenta que en la naturaleza, entre los grandes simios, las hembras y los machos son igual de promiscuos. La mayoría de los hombres se enamora en su juventud y mantiene esa pareja durante la mayor parte de su vida. ¿Es eso ser promiscuo? A ninguno de estos hombres les ponen un arma sobre la cabeza para mantenerlos en la fidelidad. Guste o no guste somos una especie monógama. La tendencia intrínseca de la persona, ambos sexos, es buscar a alguien compatible con quien compartir la vida. Para Gullo y Church (1989), si la elección resulta ser errónea se rompe la relación siempre con un coste emocional. Si el final había sido anticipado, la ruptura será menos dolorosa y apenas provocará shock sentimental, pero aún así, es muy probable que quede un sentimiento de culpabilidad pues casi ninguna ruptura es decidida por ambos miembros a la vez. En las demás situaciones romper la relación conlleva un altísimo coste emocional, que necesita de mucho tiempo para ser superado. Para un macho genéticamente promiscuo, como se nos dice que somos todos, no existiría tal coste claramente reñido con la promiscuidad. Todos aquellos que han sufrido un shock sentimental saben de lo que hablo y para aquellos que aún no lo saben no les deseo la experiencia. Y si algún hombre piensa que las mujeres sufren más se equivoca, pues según Helen Fisher[16] cuando una relación se acaba las estadísticas indican que los que se suicidan mayoritariamente son hombres (de cada 4 muertos por suicidio, 3 eran hombres).

Para todos los individuos genéticamente promiscuos, el enamoramiento sólo puede ser una enfermedad. ¿Por qué invertir tanto tiempo y tantas energías en enamorarse, si el enamoramiento es el antídoto de la promiscuidad? Al fin y al cabo, enamorarse es ligarse permanente e irreversiblemente a alguien por un largo período de tiempo que puede llegar a los tres años. Para procrear, tener sexo, e hijos no hace falta enamorarse para luego desenamorase con un evidente estrés, ¿O es qué acaso somos una especie masoquista?

No digo que no se puedan dar contactos sexuales esporádicos con otras personas ya que se dan y más aún teniendo en cuenta que la mujer suele querer menor número relaciones sexuales que el varón. Pero como alguien me dijo una vez: "eso es algo diferente, es sólo sexo". Y suele estar relacionado con ciertas situaciones personales de estrés que además se dan en ambos géneros.

11.3 Tener una parte homosexual es humano

Los hombres en general reaccionan peor ante la homosexualidad que las mujeres. Para muchísimos hombres, los gays son unos seres degenerados. Uno de los hechos más curiosos de esta fría relación es que cuanto más cerca se está al grado Kinsey 6 (totalmente homosexual) en la escala, más violento se es con los gays. Para Richard Gramzow (2002), de la Universidad Northeastern, la fobia contra los homosexuales está relacionada con la falta de seguridad en la propia masculinidad y representa el miedo a la propia conducta, en caso que ésta fuera libre y sin códigos preestablecidos. El investigador detectó que cuantos más rasgos de masculinidad se autoadjudicaban los varones, mayor era su homofobia hacia los gays. Gramzow (2002) comprobó que cuando aleatoriamente se dice a unos estudiantes masculinos que sus perfiles de personalidad arrojan rasgos femeninos, éstos, acto seguido muestran en los test actitudes homófobas hacia los gays, mayores a las expresadas en los cuestionarios anteriores sin el comentario.

La homofobia y la malicia contra los homosexuales parece ser una forma de expresar y reforzar la masculinidad. Paradójicamente los hombres más seguros de su masculinidad son los que sienten menos hostilidad hacía los gays. Cuando un hombre tiene que defender su masculinidad empleando la agresividad verbal o física, está sacando su lado más oscuro para intentar reprimir su lado más femenino. Negar la parte homosexual de uno mismo supone situarse en la masculinidad más violenta, en aquella que nos convierte en "los machos demoníacos" que Dale Peterson y Richard Wranghan describieron. No se puede pretender estar en un extremo sin lucir todos los atributos. La parte homosexual de cada hombre simplemente lo humaniza. Un chimpancé macho no se verá especialmente implicado con sus crías ni tendrá necesidad de tener animales de compañía. Para que un hombre pueda asumir estos compromisos necesita de la interacción con su parte homosexual.

Todo hombre necesita entender que la bisexualidad es el estado normal del ser humano, es lo que permite que los varones de nuestra especie puedan convivir sin necesidad de matarse entre ellos. Es la parte no masculina de cada uno de nosotros la que modera la brutalidad y la agresión e impide que sea la constante en nuestras relaciones diarias, la que nos permite adorar a nuestros hijos y emocionarnos con sus logros. Un alto porcentaje de los hombres, cuando su mujer queda embarazada, preparan sus cerebros para el nuevo evento. Un macho no bisexuado puede perderse uno de los grandes placeres de la vida.

Un macho chimpancé no tiene la suerte de ser bisexual, es violento porque la naturaleza lo ha hecho así. A casi todos nosotros, la evolución nos hizo de otra manera. A pesar de que en nuestra sociedad no es cotidiano, sentir en algún determinado momento de la vida atracción por otro hombre debería ser más frecuente de lo que en realidad es. Nadie puede negarse a sí mismo, la atracción hacía el mismo sexo no necesariamente te convierte en gay, simplemente te indica que eres humano. Tenemos la gran suerte de que la bisexualidad se llevó consigo esa violencia congénita que heredamos de nuestros antepasados y aunque influenciados por el factor alfa podamos comportarnos peor que otros primates, en el día a día, no somos ni debemos ser machos demoníacos. Para Wrangham y Peterson (1998), casi todas las especies de primates más cercanos a nosotros tienen machos demoníacos donde la violencia sigue unas pautas muy definidas dentro de la vida social de la especie. Y la violencia en estas especies no es al azar o general. Los machos de orangután utilizan la violación de manera normal pero no hay infanticidio. Un gorila macho nunca golpeará a una hembra ni le hará daño físico, pero cometerá infanticidio en cuanto logre formar su harén. El macho de chimpancé golpeará a la hembra hasta que reconozca su poder y se someta, cuando la hembra esté en estro si ella no quiere y él puede, la obligará. Los machos de chimpancés, gorilas y orangutanes no están bisexuados y son muy machos pero yo no los envidio. Todos aquellos que no admitan tener una parte femenina, han de ver en que grupo de grandes simios se pueden reflejar. No vale decir aquello de: somos racionales y tenemos una cultura superior a la suya. Además, como cuentan Wrangham y Peterson (1998), la vulnerabilidad de las hembras es sólo una parte de la ecuación y la solución de la misma es la inteligencia. Ya que todo lo relatado pasa porque los animales tienen la suficiente capacidad intelectual para conocer la personalidad de los otros. Para las especies inteligentes el individuo que usa la violencia es el que come mejor y el individuo más violento es el que más hijos procrea. Sin la bisexualidad el hombre a la fuerza debería ser otro macho demoníaco. Aunque muy pocos hombres deben verse reflejados en las reacciones de los machos de nuestros parientes. Sin la bisexualización la cadena de violencia hubiera llegado hasta nosotros aumentada, no disminuida, pues tenemos más inteligencia que ellos.

La parte homosexual que mitiga la violencia y nos convierte en lo que somos, está en prácticamente todos y cada uno de nosotros. No importa cual es el grado de atracción homoerótica pues ciertos parámetros de nuestro comportamiento sexual están enmascarados por la socialización. La carga homosexual que cada uno de nosotros llevamos dentro nos humaniza y permite que la violencia de los otros grandes simios no esté constantemente presente en nuestras vidas, además nos permite disfrutar de placeres reservados en otros primates sólo a las féminas, como los hijos y muy probablemente nos alargue la vida, pues como vimos en un capítulo anterior los machos bonobos viven más que sus parientes chimpancés.

La bisexualidad es el don que nos convirtió en humanos y la parte homosexual que cada uno de nosotros llevamos dentro nos permite ampliar nuestro grado de visión y de actuación. Deberíamos estar orgullosos en vez de insatisfechos por ser como somos.

Capítulo 12.

Una sensibilidad diferente

Los homosexuales sean hombres o mujeres forman parte de su grupo genérico, masculino o femenino y comparten con sus congéneres la mayoría de características, sus cerebros son masculinos o femeninos. Pero el hecho de ser homosexuales les ayuda a entender mejor al sexo opuesto por compartir algunas características con él. En una civilización libre de homofobia esto tendría que ser por fuerza una ventaja, en la nuestra no lo es. En nuestra sociedad la homofobia lo impregna todo y la tolerancia con la homosexualidad es la excepción que confirma la regla.

Pese a que en todas las sociedades humanas la homosexualidad es muy común y frecuente no lo es entre los grandes simios. La conducta de gorilas, chimpancés y bonobos ha sido observada durante décadas de manera intensiva, tanto en libertad como en cautividad. Y ninguno de los primatólogos ha relatado nunca la conducta de un chimpancé exclusivamente (gay o lesbiana) y tampoco de ningún bonobo pese a que todos ellos son pansexuales.

12. 1 Homosexualidad exclusiva como distintivo de humanidad

Ser exclusivamente homosexual es típicamente humano y está relacionado con el hecho mismo de humanidad. Si no somos los simios salvajes que podíamos haber sido, si la violencia de nuestros parientes primates ha quedado mitigada en nuestra especie ha sido porque sexualmente somos diferentes a ellos. Si en nuestra especie hubiera predominado la típica monosexualidad del chimpancé, hubiera sido imposible cualquier rasgo de civilización humana tal como la conocemos hoy en día. Pese a quien pese, la monosexualidad en nuestros parientes simios más próximos está asociada a dolor, brutalidad, crueldad y violencia. Dentro de los grandes simios sólo los bonobos pansexuales y los humanos graduadamente bisexuales consiguen desterrar del centro de sus sociedades el modo de proceder violento genéticamente natural típico de los otros grandes simios. Pese a lo visual, llamativo y provocativo de la homosexualidad pura, ésta graduada, está presente en casi todos nosotros. Por lo tanto mientras haya gays y lesbianas existirá la especie humana y los habrá siempre porque ser humano es ser bisexual y la bisexualidad graduada conlleva la homosexualidad exclusiva en uno de sus extremos.

Ser homosexual (gay o lesbiana) no es fácil prácticamente en ninguna sociedad ni occidental ni oriental del planeta. Pero al menos en Europa, Canadá, Australia y algunos otros lugares las cosas van cambiando para mejor. La homosexualidad no es algo malo, impuro o blasfemo como las religiones han predicado, es sólo una de las siete formas que los humanos tienen de sentir. Es tan sólo la forma más sencilla que encontró la evolución para acabar con el círculo de violencia vicioso que como primates estábamos obligados a jugar.

12.2 Homosexualidad: una forma más de bisexualidad

La bisexualidad graduada es la sexualidad exclusiva de nuestra especie la que nos convierte en humanos. La homosexualidad es un invento de la naturaleza, no un invento humano, no la sexualidad enferma que aún se predica por ahí. Es tan sólo una forma de las siete de ser bisexual y por tanto humano.

Los miedos hacía la homosexualidad no son atávicos, ni ancestrales son en realidad nuevos y recientes, heredados de nuestros antepasados más próximos y tempranos en la historia y se relacionan con la imposición de una manera religiosamente humana de ver y vivir la realidad. ¿Cómo puede ser posible que los antiguos romanos de la época clásica fueran sexualmente más libres que los modernos europeos de los siglos XIX y XX? Si la naturaleza y la evolución no hicieron al ser humano monosexual y violento como a sus parientes más cercanos porque los hombres religiosos han jugado a ser y actuar como dioses. Sólo se puede predicar no caerás en la tentación homosexual cuando sientes seducción y fascinación por este tipo de sexo. Si no hay atracción no puede haber tentación, por eso las lesbianas para ellos nunca han existido. Muchos de estos hombres han juzgado su propio miedo hacía la atracción homosexual como una tentación del diablo,

187

pero como descubrió Gramzow (2002), esta fobia contra los homosexuales está más relacionada con la falta de seguridad en la propia masculinidad y el miedo a la propia conducta que con el diablo. Jugando a ser dioses han intentado reprimir sin concesiones lo que creían una tentación diabólica sin entender que lo verdaderamente satánico es reprimir los sentimientos. No entender el por qué de las cosas, nunca debería conllevar el deseo de revertirlas a un estado conocido.

Las poblaciones humanas en todas las partes del planeta viven una sexualidad incompleta porque un día personajes pérfidos, perversos, maliciosos, dañinos y peligrosos se levantaron gritando después de un sueño homoerótico, esto va contra natura. Recuerden que son los hombres más masculinos los que menos temen a la homosexualidad, la fobia contra los gays está relacionada con el miedo a la propia atracción homosexual y a la inseguridad en la propia masculinidad. La bisexualidad heptaseptada permite multitud de relaciones interpersonales que no se producen en nuestra sociedad por autolimitación. A medida que la civilización avance, las relaciones humanas serán más ricas y complejas por que la bisexualidad de las personas necesita expresarse, prueba de ello es que a medida que nuestra sociedad se va haciendo más libre, más atea y menos religiosa, la bisexualidad oculta vuelve a aparecer. Sólo hay que leer la prensa del corazón para comprobarlo, nuestra especie no es monosexual como la de los chimpancés, por mucho que nos lo prediquen, somos unos primates con una sexualidad mucho más compleja.

Para muchos homosexuales, la bisexualidad es algo más ficticio que real. Existe un dicho entre los gays que afirma que: "un bisexual es un homosexual encubierto". Y la verdad es que muchos de los que se dicen bisexuales, empleando su sentido pansexual de bisexualidad perfecta, son en realidad bisexuales de la escala más alta, más cercanos a la homosexualidad total que a la pansexualidad. Este hecho no anula la bisexualidad, querer ser pansexual en vez de homosexual es en realidad una forma de autoprotección, un fenómeno relacionado con la homofobia y la presión social. En las sociedades actuales donde la presión social impone una sexualidad monosexuada, más típica de primates no humanos, todo lo que no está dentro de la estricta monosexualidad es innatural. El ser humano que por sus características biológicas podría ser sexualmente libre para elegir sus relaciones, es en realidad un esclavo social y la esclavitud nunca ha sido buena.

Un homosexual de nuestros tiempos no ha elegido ser homosexual, no es un ser masoquista es tan sólo un bisexual del extremo superior de la escala, un Kinsey 6. Uno de los casos dentro de la bisexualidad humana donde la elección implícita por la presión social es imposible; la biología manda. En los extremos de la escala bisexual la persona no es libre, su cerebro y sus hormonas le exigen una atracción determinada; en el resto de los grados, donde la libertad debería permitir una elección más amplia se produce del mismo modo una sexualidad esclavizada.

Es muy frecuente que muchos homosexuales se nieguen a sí mismos y se autoengañen para no admitir que lo son. ¿Pero cómo puede ser feliz alguien que se niegue a sí mismo? ¿Cuánta infelicidad y cuánta malicia debemos a las religiones? En la sociedad que nos ha tocado vivir, gays y lesbianas, son los bisexuales de un extremo de la escala. En los extremos no existe posibilidad alguna de elección, la determinación biológica es cuasi total. Igual que no se puede convertir un manzano en un peral sin que se cambie toda su esencia, del mismo modo no se puede convertir a un Kinsey 6 en un heterosexual por mucho que se le presione o mancille, su cerebro es el que es y si fuera de otra forma sería una persona distinta y diferente. La presión social puede esconder los comportamientos homosexuales reconduciendo hacia la heterosexualidad sólo en la medida en la que la genética y biología lo permiten.

Algunas autoridades políticas y religiosas juegan a ser Dios intentando enderezar lo que ya era recto, sin darse cuenta que lo único que pueden conseguir es romper la rama. Los seres humanos no somos monosexuales y pretenderlo es negarnos a nosotros mismos. La monosexualidad no es tan buena como la pintan pues en los grandes simios lleva aparejada una violencia inherente que impediría la propia humanidad. No importa que el religioso o político de turno, tras un sueño o contacto erótico con individuos de su mismo sexo, se levanten por las mañanas pensando que son la representación o emanación de un dios, son tan humanos como los demás mortales pero más equivocados, más perversos y más malos, que sólo intentan imponer su voluntad en la sexualidad ajena, para reprimir sus miedos.

En 2006 Ted Haggard, un pastor protestante de Colorado, famoso por su oposición a los gays y todo lo que sonara o tuviera relación con la homosexualidad fue sacado del armario por el prostituto con el que tenía relaciones. Independientemente de la hipocresía empleada por el reverendo, se da la paradoja de que en su inaceptación no sólo maldecía lo que era y se violentaba a sí mismo, sino que condenaba a su mujer a una infidelidad perpetua, a una relación sin el amor suficiente y todo ello por intentar cumplir unos preceptos sociales y religiosos inhumanos. Las religiones han de estar al servicio de las personas, no las personas al servicio de los religiosos y un dios que niegue la naturaleza humana no tiene ningún sentido.

La película "Save me" del director Robert Cary , cuenta la historia de una de tantas instituciones repartidas por todos los Estados Unidos de América dedicadas a reconducir la sexualidad de las personas. Unos padres, que han expulsado a su hijo de 17 años de casa cuando les confesó que era gay, montan una de estas instituciones que curan la homosexualidad a base de rezos, cuando el joven se suicida a los pocos meses de su destierro. La mujer intenta reorientar a toda costa lo que biológicamente es imposible reconducir, sin darse cuenta de lo que de verdad necesita es perdonarse la muerte de su propio hijo que pesa sobre su conciencia más que una losa. Hay que tener cuidado con la gente que se llena la boca de Dios para justificarse a sí mismos y sus actuaciones. A pesar de que la fe pueda mover montañas no puede cambiar la biología de las personas y sus sentimientos innatos. La fe no puede convertir a un homosexual en heterosexual lo mismo que no puede convertir a una mujer en un hombre, aunque si puede hacer que lo negro parezca blanco.

12.3 Cada Alejandro necesita a su Hefestión

La homofobia, ese temor rechazo e intolerancia irracional a todo lo homosexual, está presente en nuestra sociedad desde hace siglos. Pese a los logros conseguidos, la homosexualidad sigue siendo perseguida y estigmatizada, por lo que un gueto gay permite liberarse de la homofobia imperante en el resto del ambiente social. En todos los lugares donde los homosexuales están menos perseguidos tienden a agruparse en determinadas zonas para poder expresar abiertamente su sexualidad. Tiene sentido un barrio gay en Barcelona o San Francisco pero lo tiene aún más en Bagdad o Teherán donde un barrio así permitiría a los homosexuales aceptarse tal y como son. Aunque no se les puede pedir a los homosexuales de países represores que favorezcan su persecución, es precisamente en estas regiones donde estas zonas serían más útiles.

A veces la subcultura originada en estos barrios crea una moda social que se extiende a toda la sociedad, pero otras veces resalta como propios y buenos, aspectos contradictorios con la propia biología humana como la promiscuidad. Los gays en nuestra sociedad son por lo general mucho más promiscuos que los heterosexuales. Cuenta Symons (1979) que un estudio del Instituto Kinsey sobre la promiscuidad de los gays en la Bahía de San Francisco detectó que un 25% de los gays habían tenido más de 1000 parejas sexuales y el 75% restante más de un centenar, pero una lesbiana

192

tendrá como máximo 10 parejas en toda su vida. Paradójicamente según cuenta John Boswell (1996), los escritores de la antigüedad otorgaban generalmente más expectativas de fidelidad y permanencia a las pasiones homosexuales que a las heterosexuales. Y sigue que para muchos de los autores y escritores antiguos: "la experiencia y la sabiduría enseñan que el amor entre varones es el más estable de los amores".

Es fácil entender que fuera así, en una sociedad donde la homosexualidad no estaba ni mal vista ni demonizada, porque este tipo de relaciones no tienen que romper las diferencias que crea la barrera de género en una especie dimórfica como la nuestra. La serie "Queer as Folk" nos muestra la infinita promiscuidad del mundo gay a través de Brian Kinney uno de los personajes principales. Y aunque puede parecer que esta exagerada promiscuidad está ligada al hecho de ser varones sin ligazón reproductiva, no es el caso. La actual promiscuidad gay está relacionada con el temor al compromiso, con el miedo a que te hagan daño y con el pánico al dolor que provoca la ruptura. Todos los humanos nos enamoramos y estamos diseñados para las relaciones de pareja y la no promiscuidad. Más bien puede estar relacionada con un miedo instintivo y feroz al dolor que provoca la pérdida de una relación amorosa. El ser humano está programado para enamorarse y establecer un vínculo largo y duradero con otra persona. Cuando un joven homosexual se enamora de otro, lo hace en una sociedad homófoba y muchas veces lo hace de un gay inmunizado al compromiso. Y una relación donde una parte no está dispuesta a comprometerse sólo puede acabar en intenso dolor.

Además las rupturas sucesivas vacunan e inmunizan contra el deseo humano al compromiso.

Stephen Gullo y Connie Church (1989) describieron al shock sentimental como el estado de parálisis psicológica, desorientación y vacío que experimentan las personas tras la ruptura de un compromiso amoroso serio. El grado de dolor del shock sentimental está relacionado con la intensidad del compromiso existente. A lo largo de la vida se pueden sufrir muchísimas rupturas pero si uno no está profundamente vinculado, el shock sentimental nunca será intenso. La promiscuidad tanto homosexual como heterosexual está relacionada con este fenómeno. El potente desconsuelo que provoca la ruptura de cualquier compromiso serio, crea una barrera de protección cerebral que será levantada ante cualquier otra nueva relación. La superación de un shock sentimental tras una vinculación afectiva fuerte, impide un compromiso de la misma envergadura que el anterior. El cerebro quedó tan tocado y escarmentado que lo que menos desea es volver a pasar por lo mismo. Aquel refrán que dice: "si no quieres caldo, tómate dos tazas" está reñido con nuestra inmunidad cerebral, funciona más bien aquel otro que reza: "gato escaldado, del agua fría huye". Un primer *shock* sentimental suele conllevar la paralización de la vida por un largo período de tiempo; centrado exclusivamente en la relación finalizada, desaparece el deseo de comer y aparece la incapacidad de dormir. Un décimo shock, donde el compromiso es menor y la pérdida ya se había anticipado, no provoca ni insomnio ni falta del apetito. La promiscuidad es una forma más de necesidad y está relacionada con la falta de madurez y autoestima. Hace más de treinta años Maslow (1972) escribió sobre las relaciones interpersonales interesadas:

"La contemplación de las personas esencialmente como solución de las propias necesidades o como fuentes de ayuda es un acto de abstracción. No se les contempla como un todo, como individuos unitarios e integrados, sino sólo desde el punto de vista de su utilidad. Lo que no guarde relación con las necesidades del perceptor, es pasado por alto o produce aburrimiento, irritación o incluso un sentimiento de amenaza. Con ello nuestras relaciones se sitúan al nivel de las que mantenemos con las vacas, los caballos y las abejas o las que sostenemos con los camareros, taxistas, porteros y otros a quienes utilizamos."

"Una de las características de las relaciones interesadas y subvenideras de necesidades, es que en un grado muy alto estas personas que satisfacen las necesidades del demandante resultan intercambiables. Desde el momento en que, por ejemplo, un adolescente necesita admiración *per se*, poco importa quién la proporcione; una fuente de admiración es tan buena como la otra."

Las relaciones promiscuas no buscan descubrir la esencia de la persona sino usar sus encantos visuales para satisfacer las necesidades sexuales. Sin un deseo de compromiso estas relaciones se centran exclusivamente en la parte más física y externa y no en la percepción interna de la otra persona, la realmente importante, por lo que es bastante común que pese a la relación sexual, los amantes pasen por la vida como dos desconocidos. Para todo ser humano el vínculo es necesario para la felicidad y la promiscuidad sólo funciona sin vínculo. Suprimir el miedo, temor, pánico, recelo, aprensión y desconfianza al compromiso, puede llevar asociado una larga, feliz y gratificante relación de pareja. La belleza y los cuerpos musculados se marchitan con el tiempo, el sexo promiscuo es efímero. Cuando puedes amar a una persona porque es compatible contigo y consigue llenarte internamente la relación pasa al amor y consigue alumbrar la totalidad de la persona haciéndola feliz por un período infinito. No debemos olvidar que para ser feliz cada Alejandro necesita encontrar a su Hefestión.

12.4 Por la igualdad

Todas las leyes que permitan rebajar la homofobia con una mayor integración social deben ser bienvenidas: las leyes del matrimonio homosexual son un gran paso en la buena dirección. A todos aquellos preocupados por la novedad, les recuerdo que cientos de años antes del nacimiento de la era cristiana ya se celebraban matrimonios homosexuales y según cuenta John Boswell (1996) la iglesia cristiana sólo estuvo interesada en el matrimonio a partir del año 1215 año en que fue declarado sacramento a realizar en las iglesias. Durante los primeros 1200 años, la iglesia estuvo preocupada de otros menesteres como: matar herejes y prepararse para el inminente fin del mundo.

Para John Boswell (1993), el matrimonio cristiano occidental quedó marcado por las ideas de San Agustín, el santo machista, que reformuló el matrimonio como un acto centrado en la procreación. Sobre esto, Boswell (1993) escribió:

"El horror de Agustín por los actos sexuales [antinaturales] (esto es, no procreadores) era tan grande que no

196

sólo los prohibía en términos absolutos a las personas casadas, sino que aconsejaba a las mujeres cristianas que hicieran que sus maridos, en caso de necesidad, realizaran tales actos con prostitutas"

¡Buen consejo! Menos mal que las mujeres no le hicieron mucho caso. En los tiempos anteriores al santo, se seguía la ley del matrimonio romano donde la procreación no entraba dentro de la ley. Así pues el matrimonio eclesiástico tal como lo concebimos hoy en día es la imposición de la visión de un personaje machista y retrógrado.

Respecto a la adopción de niños conviene no olvidar que los hospicios e instituciones de acogida no son buenos para los niños su lugar es una familia. Spitz (1965) observó que los bebés necesitan del contacto con sus padres para desarrollarse. Todos los niños necesitan una familia no importa si ésta es heterosexual, homosexual o monoparental, los niños necesitan comunicación afectiva con sus padres o con sus sustitutos. Berman (2002) descubrió que los hijos de padres incapaces de comunicarse afectivamente con sus pequeños, criarán unos niños que presentarán importantes problemas en su desarrollo. Un niño necesita cuidados y sobre todo comunicación afectiva, sin importar quien se la pueda proporcionar. Resulta chocante que exista gente que por sus convicciones homófobas prefiera que esos niños permanezcan de forma indefinida en hospicios o instituciones similares.

Miles de niños en todo el mundo, hijos de padres y madres homosexuales que comparten su vida con ellos y su pareja, han permitido cientos de estudios psicológicos de comparación con los niños criados en hogares heterosexuales. Y según la Asociación Americana de Pediatría (2002), no existen diferencias significativas entre los hijos criados por padres heterosexuales u homosexuales en relación a un conjunto de variables psicológicas como roles de género, autoestima o relaciones sociales. Y afirman que en cuanto a la identidad sexual de los adolescentes criados por parejas homosexuales, ésta es consistente con su identidad biológica. O sea, que sólo los Kinsey 6 serán homosexuales el resto serán heterosexuales.

Los niños y los adolescentes se socializan por mimetismo grupal y acaban socializados en el grupo en que viven. Y como no existe ningún grupo libre de homofobia, no existirá tampoco libertad de elección sexual, sólo serán homosexuales los individuos biológicamente forzados a serlo. Con la ventaja de que para él o para ella, su tendencia sexual nunca será causa de suicidio, al haberse criado en una familia homosexual aceptará la misma como normal, pese al ambiente social homófobo. Alguna gente piensa: "-vale que se casen pero que no adopten ya que podrían abusar de los niños", pero los estudios de la Asociación Americana de Pediatría (2002) indican que los niños de padres homosexuales sufren menos abuso sexual que los hijos de padres heterosexuales pese al estereotipo preconcebido del homosexual pedófilo.

La oposición más virulenta a la adopción homosexual procede de las religiones, para el Vaticano esta adopción destruye el futuro del niño pero sólo hay que seguir en la prensa los múltiples y constantes casos de pedofilia que afectan a la Iglesia, para suponer que un niño tiene más peligro de sufrir abuso sexual y ser destruido ingresando en un centro católico. Miles de niños en todo el mundo han sido destruidos y martirizados por los religiosos que les tenían que educar y ayudar. ¡Las noticias en la prensa son para ponerse a temblar!. Los escándalos son constantes y afectan a cada región del planeta donde llegue la religión católica. Leemos en BBC Mundo[29] que en 1997, un tribunal estadounidense halló culpable a la diócesis católica de Dallas, Texas, por encubrir un caso de pederastia y otorgó a las víctimas 119,6 millones de dólares por concepto de daños. En 2002 un tribunal francés condenó al obispo de Bayeux-Lisieux, Pierre Pican, de 66 años, por no haber denunciado a un abad que declaró haberle confesado sus abusos sexuales a 11 menores.

En España, en 2007, impactaron pero no causaron el enorme escándalo merecido unas declaraciones del obispo de Tenerife que por su contenido no deberían dejar a nadie frío e indiferente. Las transcribo según las reflejó en una noticia el Periódico de Catalunya[30]:

"Hay adolescentes de 13 años que son menores y están perfectamente de acuerdo y, además, deseándolo. Incluso si te descuidas te provocan"

Si buscamos en Internet los casos denunciados de pederastia son enormes y eso que sólo se conocen algunos sucesos. Pondré como ejemplo dos artículos aparecidos en 2009 en la página Web de Europa Press[31-32]:

"A lo largo de 60 años, aproximadamente 35.000 menores fueron enviados a una red de instituciones de la Iglesia formada por reformatorios o escuelas profesionales. De ellos, más de 2.000 dijeron a la Comisión de Investigación sobre el Abuso Infantil que sufrieron abuso físico y sexual durante el tiempo que pasaron en estos centros."

"El cardenal prefecto de la Congregación por el Culto Divino y la Disciplina de los Sacramentos, Antonio Cañizares, consideró que "no es comparable" el caso de los abusos a menores en escuelas católicas irlandesas entre los años 50 y 80 con el aborto, porque el primero afecta a "unos cuantos colegios" y el segundo supone que "más de 40 millones de seres humanos se han destruido legalmente"

Si alguien quiere saber más sólo tiene que entrar en Internet y buscarlos en la sección de noticias de algún buscador como Google o Yahoo.

Capítulo 13

El factor alfa
o la jerarquización grupal.

Los humanos somos seres sociales y necesitamos el contacto de otras personas para autorregularnos y ser felices. Según Lewis *et al.,* (2001), los cerebros límbicos de mamíferos de las personas obligan a éstas a formar vínculos duraderos con otras personas, animales de compañía e incluso entes inanimados como la empresa para la que trabajan. Los cerebros humanos necesitan del vínculo límbico que conlleva lealtad, aprecio, preocupación y afecto, de manera que las personas solas viven mucho menos que las que están acompañadas y para una persona sola tener una mascota es un seguro de vida.

13.1 Diferentes tipos de jerarquías

Para Dickinson y Koenig (2003), la gran mayoría de primates que viven en grupos sociales lo hacen en comunidades formadas por parientes cercanos, en grupos de pequeño tamaño, de alrededor de unos treinta individuos. En los primates son generalmente los machos los que son familia y las relaciones fuera de la familia son difíciles e imposibles, pudiendo llegar a ser violentas y fraticidas. Pero entre los primates humanos la bisexualización permite que la amortiguación familiar no sea necesaria y se puedan formar grandes grupos o megagrupos con individuos no emparentados.

Casi todos los primates somos seres sociales y la gran mayoría vivimos en complejas sociedades dominadas por jerarquías.

Las jerarquías pueden ser:

rígidas. Típica de los primates menos evolucionados. En estas sociedades el rango de cada individuo está muy claro y definido por lo que la movilidad es baja. Cuando un individuo llega al poder permanece en él mucho tiempo. De tal forma que, cuanto más clara es la jerarquía menos necesidad tiene de reforzarse. Un escalafón tan claro elimina las tensiones y produce largos períodos de paz y relajación social.

elásticas. Es un tipo de jerarquía donde el estatus social del individuo no está muy bien definido y por tanto no es inamovible. El estatus se puede variar utilizando la violencia o mediante el uso de maquiavélicas alianzas políticas que darán posición y poder. Este tipo de subordinación es muy estresante porque crea un poder temporal no bien definido. El alfa siempre tiene que estar expectante a las intrigas de su alrededor, ya que las conspiraciones para arrebatarle el puesto son constantes. Es la jerarquía típica del chimpancé.

13.2 Disciplina en las jerarquías rígidas

En los animales sociales con una jerarquía social rígida cada individuo tiene un rol bien definido. Los eslabones jerárquicos se ordenan como las letras del

202

alfabeto griego. En la cúspide está el individuo alfa o jefe absoluto de la manada, sigue el beta subordinado al alfa que actúa como general del jefe esperando pacientemente el momento de ocupar su puesto. Y cada individuo ocupa un claro escalafón en la jerarquía social del grupo.

Uno de los mejores ejemplos para describir las relaciones que se establecen en las jerarquías rígidas es ver lo que ocurre en una manada de lobos cautivos. Los lobos son animales que están rígidamente jerarquizados. Los estudios en manadas de lobos que viven en cautividad se hacen con individuos de diferentes procedencias. Estos animales establecen jerarquías muy claras siguiendo la clasificación de dominancia alfa, beta, gama, ..., omega. Y se organizarán de esta manera si se les encierra (Mech 1999). La relación entre individuos se define en peleas, entre dos, siendo el ganador de las mismas el dominante en la relación. El macho alfa del grupo es el individuo dominante sobre todos los otros individuos, es el animal con más posibilidades de montar a las hembras en celo, es el lobo que come primero, mantiene junta y cohesionada a la manada y la defiende, además de evitar las conductas agresivas reprimiendo a los individuos en conflicto (Slater 1988). En el lobo cautivo, las jerarquías están sexuadas por lo que hay un macho alfa y una hembra alfa como representantes máximos del grupo (Schenkel 1947). Los animales están totalmente jerarquizados. Esto se nota sobre todo en la distribución de los alimentos, los lobos sometidos piden comida meneando la cola, plegando las orejas y lamiendo el hocico del jefe como señal de sumisión. La sumisión es también generacional, los

203

cachorros están subordinados a sus hermanos mayores y a sus padres (Mech *et al.*, 1999).

13.3 El grupo social.

Las personas tienden a formar vínculos con otra u otras personas y pueden formar uniones de conjunto. Para Tajfel (1978), un grupo social es una agrupación de individuos con conciencia colectiva de sí mismos como entidad grupal diferenciada, que comparte criterios de identidad social o similitud con otros. Para Turner (1981), un grupo social se forma cuando dos o más individuos comparten una identidad social común y se autoperciben como miembros de una misma categoría que se diferencia de otros grupos sociales. Para Canto Ortiz y Moral Toranzo (2005), en el comportamiento social, el individuo puede interactuar con su identidad personal (diferencia entre yo mismo y los otros) o con su identidad social (diferencia entre nosotros y ellos).

Los individuos que se integran en un grupo sufren de despersonalización o desindividuación. Para Turner (1987), la despersonalización es el proceso por el cual las personas se ven como sujetos intercambiables de una categoría social bien definida. Los individuos dejan de verse como personas únicas y diferenciadas. En la despersonalización, proceso básico en los fenómenos de grupo, una conducta individual se transforma en colectiva. No implica en absoluto que se pierda la identidad individual sino un cambio de nivel de la identidad personal a la social (Canto Ortiz y Moral Toranzo 2005). Le Bon (1895) describe la desindividuación como la transformación del individuo en gentío, en base a la combinación de los mecanismos psicológicos de anonimato, sugestionabilidad y contagio, que hacen cambiar una multitud en una muchedumbre psicológica.

La desindividuación convierte a la mente colectiva en individuo, consecuencia de esto, disminuye o se pierde el autocontrol y se violan las normas personales o sociales (Canto Ortiz y Moral Toranzo 2005).

13.4 Factor alfa: el grupo como organismo jerarquizado.

Para de Waal (2007) cuanto más clara está la jerarquía (rígida), menos necesidad tiene de reforzarse, incluso entre los belicosos chimpancés una jerarquía estable elimina las tensiones y produce largos períodos de paz y relajación social. Debido a los benéficos efectos que provoca una clara estructura de poder jerárquico, no es raro que los humanos seamos tan aficionados a incluirnos en grupos de rígidas jerarquías. En general los animales sociales se rigen por una jerarquía de dominancia rígida donde cada individuo tiene un rol bien definido, esto también es así para la mayoría de los primates. Los humanos somos primates y durante gran parte de la evolución hemos compartido este tipo de autoridad con el resto, por lo que nuestras mentes homínidas estarían predispuestas a seguir este tipo de rol social jerárquico. Además una jerarquía rígida es muy estable, ya que elimina las tensiones individuales y produce largos periodos de paz y relajación social, por lo que no es de extrañar que cuando el ser humano forma grupos sociales estos se organicen instintivamente en jerarquías rígidas. En estos grupos sociales las interacciones entre individuos están determinadas totalmente por la pertenencia a un estrato y no por las relaciones individuales personales. Este proceso de incorporación a una rígida jerarquía grupal anula de alguna forma al individuo para convertirlo en un ente grupal de forma que cuando el ser humano se integra en un grupo, bien organizado jerárquicamente, pasa a formar parte de un eslabón de un organismo superior donde la amortiguación bisexual que humaniza individualmente a las personas desaparece. Todo el grupo funcionará jerárquicamente como una sociedad con jerarquía rígida. En él las personas individuales desaparecen para transformarse en seres socializados que responderán colectivamente como estamento, con obediencia colectiva, ciega al escalafón superior. El individuo se integra en un estrato y las leyes del mismo cobran una importancia inusitada, así las bases se convierten en peones disciplinados, autómatas obedientes, sujetos y subordinados a un mando jerárquicamente superior.

La afición humana a crear grupos estables, con normas sociales muy bien definidas y a integrarse en un escalafón de los mismos, convierte a los individuos grupales en obedientes borregos. Los individuos dejan de actuar como individuos, para hacerlo como miembros integrantes del estamento de un grupo social establecido y comportarse como se espera en su escalafón.

Este paso atrás que permite comportarse a las personas jerárquicamente como sus ancestros primates y que anula el efecto amortiguador de la bisexualidad es lo que denomino factor alfa.

La historia nos muestra como este factor alfa ha permitido la creación de monstruos completamente inhumanos, allí donde individualmente había personas. Por ejemplo cuando un grupo de personas queman y arrastran a otras personas por ser de otra religión no lo hacen como individuos, sino como parte de un estamento grupal obediente a un jerarca superior, y lo que esos individuos no podrían hacer de manera individual, debido al amortiguamiento bisexual, son capaces de hacerlo como eslabón o parte obediente de un grupo. Sin este factor alfa no se entienden todas las barbaridades y atrocidades que ha realizado el hombre a lo largo de la historia. Este poder que deshumaniza a las personas integrándolas en un nivel dentro un grupo explica la inquisición, el holocausto, la caza de brujas y muchas otras maldades grupales humanas. El factor alfa es temible porque revierte a la jerarquización rígida de los antiguos primates, a simios de gran inteligencia que la bisexualización permite juntarse en grandes grupos y megagrupos.

Estos grupos funcionan siguiendo una clara jerarquía rígida y si el poder (posición alfa) es ocupado por un ser violento y malvado todo el grupo puede devenir más dañino, perjudicial, peligroso, venenoso, malo, malsano y pernicioso que cualquier otro ser individual conocido y, comparados los brutales chimpancés pueden parecer amables y tiernos. Por suerte la adhesión grupal no siempre es total; puede ser graduada.

El pasado jerárquico de los primates habría creado en el subconsciente humano la impronta para que esta clara reversión fuera posible. Pero aquí la bisexualización habría jugado en contra, rompiendo la barrera primate del minigrupo y permitiendo megagrupos, que además permiten conjuntar sin distinciones en los grupos a ambos sexos. El factor alfa permite a los grupos humanos comportarse como individuos jerarquizados, capaces de obedecer ciegamente las órdenes de sus líderes. Y potenciar su poder para el bien o para el mal.

Siempre me he preguntado porque todas las novelas de fantasía necesitan de un noble, rey, reina, príncipe o princesa que este por encima de todos y gobierne a su antojo, cuando lo más justo y hermoso sería montar una democracia en la trama. Pero como todos los autores de esos libros saben, venderían mucho menos. La nobleza y sus linajes formarían parte del fenómeno. La jerarquía primate sobrescrita en nuestros cerebros prefiere la diáfana jerarquía. Es tan poderoso el factor alfa que incluso personajes tan poderos como el Presidente de los Estados Unidos inconscientemente pueden inclinarse y reverenciar a un rey extranjero: el presidente Obama lo hizo con el rey Saudí y el presidente Clinton con el emperador japones[17].

Bajo semejante poder, los hombres de un grupo social siguiendo a un iluminado pueden devenir en monstruos. La jerarquía impuesta por el factor alfa cercena las libertades de una forma escandalosa. El hombre descubrió pronto este factor milagroso y creo múltiples grupos con sus jerarcas. La jerarquía grupal crea cadenas de mando más mortíferas, fieras y peligrosas que cualquiera de las establecidas de forma natural en el más asesino de los primates. El jefe supremo, siguiendo la misma lógica, se convierte en dios y máquina de matar cuasi perfecta, y deja de ser esencialmente racional porque matar de forma teledirigida es siempre más fácil.

Napoleón Bonaparte afirmó: "un soldado luchará larga y duramente por un trozo de cinta coloreada".

Evidentemente se equivocó ese soldado no estaba interesado en ninguna condecoración militar obedecía a ese poderoso factor que se imponía sobre él como parte de un grupo social y que lo primitivizaba. Y aunque los machos de chimpancé puedan parecer fieros y violentos, los hombres bajo el efecto poderoso del factor alfa los convierten en principiantes.

El ex eurodiputado Ignasi Guardans[24] dijo en unas declaraciones a una radio, en abril 2009:

"Cataluña corre el riesgo de tener un totalitarismo nacionalista" [porque] "hay personas que se creen que sus ideas son mejores y piensan que las pueden imponer e incluso excluir del país a los que no tengan la misma idea. Y esto es la definición del fascismo". [Y finalizó recordando unas palabras del Presidente Obama] "nadie no es suficientemente americano por no pensar como nosotros."

Es muy común en la política catalana pero también en la española pensar que si no hablas, piensas o sientes como ellos no eres catalán, castellano o español. En realidad cuando un político es reelegido varías veces se cree y se sitúa en la posición de macho alfa dominante, sin importarle en demasía sus subordinados y votantes. Una limitación de la ley que impida más de dos o tres mandatos seguidos sería suficiente para atajar este enorme y engorroso problema de las democracias. Y más aún cuando la adhesión alfa a la política nunca suele ser total sino muy graduada.

Jeremy Rifkin (2004) y Mark Leonard (2005) consideraron en sus libros sobre Europa que el futuro del siglo XXI estaba en la Unión Europea. Les parecía, una zona lo suficientemente importante como para convertirse en el nuevo foco mundial de poder del futuro, a la que se podrían adherir nuevos estados como Canadá. (a su visión perfecta de Europa se podrían incluso adherir las otras Europas del mundo como: Australia, Nueva Zelanda, Iberoamérica y algunos otros países). Sin embargo ambos autores no tuvieron en cuenta el comportamiento social de las personas, la Unión Europea es una hidra de 27 cabezas unidas a un mismo cuello en la que cada cabeza quiere alimentarse a su aire. No pasaría nada si hubiera una jerarquía clara que estuviera sobre todas ellas, pero si de algo carece el continente es de una claridad jerárquica. Los grupos humanos necesitan de jerarquías rígidas claras, las jerarquías desdibujadas no se comprenden y son rechazadas sin más, grupalmente. ¿Alguien en Francia puede creerse que jerárquicamente sea superior Durão Barroso que Nicolás Sarkozy? Para formar un grupo europeo del que formemos parte todos los ciudadanos de Europa, incluso los ingleses, se necesita una jerarquización clara del mismo que proporcione en nuestras mentes primates la sensación de pertenencia a un grupo rígidamente estable. Europa puede ser un coloso pero sin una jerarquización real y clara es como un ejército sin mandos: inconsistente. Y así sólo puede pretender una adhesión social muy baja y graduada, nunca total. Nuestro subconsciente grupal primate

210

necesita una visión del poder clara para poder adherirse a él. No se trata de convertir a la Unión Europea en un nuevo país federal, si no se quiere, pero allí donde mande Europa el poder ha de ser diáfano. Europa necesita una jerarquía rígida, que los europeos sientan como suya para adherirse totalmente a su estructura grupalmente o se mantendrá indefinidamente como un club desdibujado.

13.5 El experimento de la "prisión de Stanford"

En el verano de 1971, en la Universidad de Stanford se realizó un experimento clásico de la psicología. Philip Zimbardo, del Departamento de Psicología se preguntó: ¿Qué sucede cuando se pone a personas buenas en un sitio malo?, ¿La humanidad gana al mal, o el mal triunfa? Para contestarlas diseñó un experimento financiado por el ejército de los Estados Unidos. El experimento consistió en crear las condiciones de una cárcel con jóvenes estudiantes universitarios de clase media. Unos tendrían que interpretar el rol de carceleros y los otros el de presidiarios, para lo que se habilitó una prisión ficticia en los sótanos de la Universidad de Stanford. Además, se establecieron condiciones específicas para provocar la desorientación, la despersonalización y la desindividuación de los jóvenes. Los guardias se equiparon como guardias con uniformes y porras y los prisioneros como prisioneros con uniformes carcelarios con sus números cosidos inclusive. Y los cobayas humanos se adhirieron firmemente al eslabón grupal que se les había asignado, comportándose como se esperaba en su estatus recién adquirido.

La investigación sobre la psicología de la vida en la cárcel, planeada para dos semanas, tuvo que acabar prematuramente sólo seis días después de iniciarse. Los estudiantes universitarios que participaron en el experimento se adhirieron totalmente al eslabón grupal asignado, de una forma inesperada. A los pocos días, cada individuo se había identificado totalmente con su grupo. Tanto que al cuarto día ante el rumor de un plan de huida, los guardias intentaron trasladar el experimento a un bloque de celdas reales. Los guardias se volvieron sádicos y los reclusos empezaron a mostrar desórdenes emocionales agudos, llantos y el pensamiento desorganizado típico de los encarcelados.

Un prisionero quizás no totalmente adherido, el número 416, harto del tratamiento de los guardias, comenzó una huelga de hambre. Se le castigó a confinamiento solitario durante tres horas, en las que le obligaron a sostener en alto las salchichas que había rechazado comer. Los otros prisioneros no lo apoyaron pues pensaron que era un alborotador que sólo quería problemas. Los guardias indispusieron a los otros presos contra el prisionero número 416 proponiéndoles entregar sus mantas a cambio de que el número 416 volviera a su celda. Escogieron dormir calientes.

En el experimento los individuos dejaron de actuar como personas individuales para hacerlo como miembros integrantes de un grupo social establecido (Zimbardo *et al.*, 1989).

Capítulo 14

Factor alfa: la guerra

La guerra es la peor lacra de la humanidad y ha sido documentada desde que el hombre pudo hacerlo. El hombre como individuo no va a la guerra es el hombre desindivualizado parte de un grupo, fuertemente jerarquizado el que va a la guerra. La guerra de los hombres es muchísimo peor que cualquier escaramuza entre chimpancés, aunque se nos ha hecho creer que la guerra está en la naturaleza del hombre y que en apariencia, éste sólo espera una excusa para la misma; la realidad es mucho más compleja. Que el hombre puede convertirse en una máquina de matar es evidente, sólo hay que tener en cuenta los 40 millones de muertos de la Segunda Guerra Mundial (Leonard 2005). Pero como veremos posteriormente es necesario que esos hombres sean sometidos a un duro proceso de desindividuación para que puedan hacerlo. Lo fundamental del adiestramiento que ocurre en los ejércitos no es el aprendizaje de las técnicas de lucha y el uso de las armas. Los ejércitos sobre todo convierten a jóvenes individuales en un ente grupal, jerárquicamente obedientes, listos para obedecer ciegamente hasta las órdenes más temerarias. Los militares desindividualizan a las personas y las convierten en parte de un complejo social jerárquico.

14.1 Ejército: grupo jerarquizado de soldados.

a) Establecimiento del grupo.

Según Dyer (2007), las fuerzas armadas de cualquier país saben como tomar a un joven y convertirlo en soldado. Para ello sólo necesitan de unas pocas semanas y el individuo se habrá convertido en un soldado de los pies a la cabeza con las actitudes y reacciones correctas. Se necesitan personas jóvenes preferiblemente menores de 20 años. Estos reclutas, con tan poca experiencia en el mundo, no tendrán ninguna oportunidad frente a ejércitos de miles de años de historia. Los ejércitos saben que en su juventud todos los seres humanos son bastante maleables y pueden lograr que les guste todo lo relativo a la lucha. Las guerras han demostrado que los hombres adultos también pueden ser entrenados como soldados, pero a diferencia de los jóvenes es casi imposible conseguir que les guste (Dyer 2007), o sea nunca se adherirán totalmente al grupo, cuanto más adulta es la persona más difícil es grupalizarla.

El primer paso, la desindividuación, pasa por destruir las creencias y la confianza del individuo en sí mismo, con lo que queda reducido a una posición de indefensión. Se les corta el pelo y se les obliga a usar una vestimenta específica y extraña. A los jóvenes reclutas, aislados de su ambiente normal, se les aplica una potentísima presión física y mental. Serán golpeados una y otra vez durante cada minuto de su tiempo, mientras dure su entrenamiento. El castigo es la norma, ninguna infracción o error leve será consentido. Además se intenta que rompan en todo lo posible su contacto con su vida anterior, por ejemplo, los marines de Estados Unidos sólo permiten a los reclutas llamar a casa una vez al mes (Dyer 2007).

b) El grupo como un todo

Se borra y suprime todo atisbo de individualidad. Los reclutas están sufriendo malos tratos y castigos de manera continuada. Si un recluta comete una falta, sus compañeros con los que pasa todo su tiempo, pueden ser castigados con él. Los instructores refuerzan la unión, al máximo posible, utilizando la competencia. Los reclutas compiten todo el tiempo entre ellos por ser los mejores y rivalizan con otras secciones de reclutas con lo que se refuerza aún más la unidad dentro del grupo. El entrenamiento conlleva también una dosis diaria de pequeñas victorias que motivan a los reclutas a unirse más, como reptar entre alambres con pinchos o subir un muro totalmente liso apoyados en una soga. El ejército forma con estos jóvenes un grupo, esta camarilla es lo que permitirá al individuo luchar. Según Dyer (2007), muy pocos hombres han muerto en el momento real de la batalla por su país o por sus ideales o incluso por sus hogares o sus familia; han muerto por el grupo del que formaban parte. La identificación impersonal del soldado con los otros miembros de su unidad es lo que permite a los ejércitos funcionar durante los combates, por eso los han grupalizado tan perfectamente. En el último momento murieron por sus compañeros y por una visión grupal de sí mismos. Es lo que según Dyer un soldado veterano de Vietnam llamaba:"la presión de los iguales…gente aquí contigo que probablemente ha salvado tu vida o te la salvará en el futuro".

c) Jóvenes sin distinciones

Aunque en la actualidad la participación de homosexuales en los ejércitos está muy mal vista y prohibida en muchos países como los Estados Unidos, todos los jóvenes, homosexuales o heterosexuales, mujeres u hombres, pueden grupalizarse. Según un artículo del diario el Mundo[18] con la legislación del *"don't ask, don't tell"* ("no lo digas y no se te preguntará") promulgada por el Presidente Clinton en 1993, se habrían aumentado en un 92% las bajas forzosas por homosexualidad en el Ejército norteamericano en vez de reducirse como pretendía la ley. En la antigüedad sabían que la filiación sexual no sólo no impedía la formación de grupos sino que los reforzaba, ya que se afianzaban las relaciones de amistad y camaradería con las relaciones amorosas que se establecían entre sus miembros.

El llamado Batallón Sagrado de Tebas (siglo IV a. de C.) era una unidad formada por 150 parejas de jóvenes amantes. Los soldados del Batallón combatían siempre unidos a su pareja, espalda con espalda, de manera que si uno bajaba la guardia, su amado corría un serio peligro de muerte. Esto obligaba a los soldados a luchar hasta el límite de sus fuerzas, les importaba menos su vida que proteger a la persona amada. La coacción moral sobre el soldado era total, pues no sólo debía proteger a sus compañeros, sino que de él dependía en parte la vida de la persona a la que amaba. El amor era el impulso divino que hacía valientes a los soldados hasta límites insospechados y su vida pasaba a ser menos importante que la del amado por el que luchaba. En el año 338 a. de C. luchando, en la que sería su última batalla, contra un ejército muy superior en número, los soldados del Batallón Sagrado de Tebas no se retiraron y perecieron casi todos, mientras los demás batallones se rendían o huían. Téngase en cuenta que en aquella época para el Profesor Arthur Nock[33]de Harvard:

"las batallas entre las ciudades estado griegas se acababan con un número muy pequeño de bajas y que Alejandro Magno no perdió mas de 700 hombres por acción directa de una espada."

Los soldados del Batallón Sagrado siguieron luchando contra el poderoso ejército de Filipo de Macedonia y su hijo Alejandro hasta la muerte. En un gesto de reconocimiento a su valentía, el rey Filipo mandó que se les enterrara allí donde habían caído vencidos. Y permitió a la ciudad de Tebas levantar un monumento en su honor. Erigieron un león sobre un pedestal, en mármol, el famoso león de Queronea que fue redescubierto en 1818.

Los hombres de los ejércitos de todos los tiempos han luchado muy de cerca unos con otros. Esta presencia constante de compañeros que viven la misma situación es la gasolina que mantiene en pie el motor de la lucha, sin ella no hay nada. Y como descubrieron los griegos, el afecto sexual, homosexual o heterosexual, refuerza aún más la conexión dentro del grupo, no la debilita.

d) Jerarquía rígida

Nunca ha habido un ejército igualitario y sin mandos, no funcionaría y no tendría sentido. Ni siquiera la antigua Unión Soviética o la China comunista propusieron o se plantearon algo semejante. Sin el mando jerárquico el ejército sería un grupo de hombres en desbandada ante la primera escaramuza. Las organizaciones militares necesitan de una rígida distinción jerárquica con una separación muy clara entre mandos y soldados que además exige una adhesión total y una obediencia ciega. Desde el primer día, al recluta se le enseña que la desobediencia es el peor de los males. El castigo ante cualquier acto de desobediencia al orden jerárquico, por mínimo que sea, siempre es desproporcionado en relación a la causa que lo originó.

Cuenta Dyer (2007) que a la hora de formar reclutas se ha de conseguir que el comandante de la compañía sea, junto con sus otros mandos subordinados, el modelo y la base de autoridad. El jefe jerárquico ha de ser el foco a partir del cual los reclutas desarrollan la fidelidad al grupo. En cualquier base militar esto se consigue con la utilización de unos mandos muy estereotipados en sus funciones. El mando directo más próximo será siempre muy duro y cabroncete, el instructor jefe juega el papel de hombre mayor comprensivo y benevolente dispuesto a la tutoría individual y finalmente el comandante de la base el personaje adusto y casi divino.

Todo militar está obligado a obedecer una orden relativa al servicio que le sea impartida por un superior. Aunque las leyes y reglamentos de los ejércitos dan derecho a reclamar los actos de un superior, estas leyes no dispensan de la obediencia a la que está obligado el inferior jerárquico ni suspende el cumplimiento de una orden. Para los militares las órdenes y la jerarquía son indiscutibles, en blanco y negro, no admiten matices.

En las sociedades jerárquicas animales, que copian fielmente, existe siempre la posibilidad de la lucha por el puesto supremo y el derrocamiento. En la sociedad jerárquica militar no existe la posibilidad de la lucha para llegar a un puesto supremo. Los que llegan arriba casi nunca lo harán por derrocamiento del liderazgo sino debido a sus premios y prebendas. Esto crea en definitiva un sometimiento al superior jerárquico aún mucho más fuerte, que el que se produce en la naturaleza donde siempre existe la posibilidad de derrocamiento.

e) Los mandos quieren muertos

Las guerras son la peor lacra de la humanidad. Durante toda la historia han segado las vidas de millones de hombres y mujeres con un futuro prometedor por delante. Las batallas no las deciden los soldados que entregan sus vidas, las deciden políticos que sentados lejos en un despacho han perdido toda posible base de humanidad. Las batallas convierten a gente normal en peones que matan y mueren de forma voluntaria, por una causa que la mayoría de ellos desconocen. Para Anthony Swofford (2004) ex *marine* de los Estados Unidos que luchó en la primera Guerra del Golfo:

"Si las guerras fueran dirigidas por hombres sobre el terreno, por los hombres que luchan cara a cara con el enemigo, en su gran mayoría terminarían de forma rápida y sensata. Los hombres son animales inteligentes y no quieren morir tan rápido por tan poco."

Para el presidente de turno, que decide dar la orden de avanzar y tomar tal o cual posición se trata sólo de un acto de poder político para lograr ciertos objetivos legítimos o ilegítimos. Para el soldado de a pie significa enfrentarse cara a cara con la muerte directamente. Para los altos mandatarios, que acaban dirigiendo las guerras y mandan a morir a cientos, miles o millones de soldados, los muertos son sólo números que no pueden conmover más que mínimamente el corazón. Estos estadistas no dejan de ser humanos ni un sólo minuto y para ellos una verruga infectada, en una de sus manos, tiene mayor importancia que mil muertes de desconocidos en un país lejano.

Fuera de los despachos, en el campo de batalla, los mandos quieren matanzas efectivas al menor costo posible. Para Anthony Swofford (2004) los capitanes, al igual que sus soldados, no quieren la guerra. Pero si a un capitán de una compañía le proponen usar a dos de sus mejores francotiradores para que inflijan con sus tiros certeros, estragos muy severos en el enemigo, que consigan que se desmoronen y se rindan, por supuesto dirá que no. Unos pocos tiros fáciles pueden dar por acabada la jornada y los mandos lo que necesitan es algo de acción de guerra escrita en su hoja de servicio. Por eso, los francotiradores son rechazados, la compañía entera asalta al enemigo y se producen muchos muertos en ambos bandos. Pero así el capitán tendrá su ansiada acción de guerra en su hoja de servicio.

En su libro "Guerra desde nuestro pasado prehistórico hasta el presente" Gwynne Dyer (2007) transcribe unas palabras de Paul Fussell un oficial de infantería de la Segunda Guerra Mundial.

"Uno tiene que mantenerse a distancia. La distancia entre oficial y alistado ayuda. Es una de las cosas más dolorosas tener que contener a veces tu afecto por ellos, porque sabes que en alguna ocasión vas a tener que destruirlos y lo haces. Los acabas son material. Y parte de ser un buen oficial es saber cuánto de ellos puedes usar y cumplir la tarea"

f) Creando soldados insensibles

Para Grossman (1996), teniente coronel retirado de las Fuerzas Armadas del ejército americano y profesor de ciencia militar de la Universidad de Arkansas, los seres humanos tienen una fuerte resistencia natural a matar. La mayoría de las personas tienen una respuesta innata de fobia a la violencia, por lo que los soldados tienen que ser específicamente entrenados para matar. Los ejércitos occidentales lo saben y preparan a sus soldados para que se desensibilicen frente al sufrimiento del enemigo y maten. Los soldados norteamericanos en Vietnam fueron entrenados con este nuevo método y según Peter Watson (1978), en un estudio llevado por el coronel Marshall se descubrió que con el nuevo entrenamiento, el 80% de los soldados americanos disparaba a matar. Para Dyer (2007) la gran disparidad de bajas en la guerra de las Malvinas entre los ejércitos argentino (649) y británico (258) se debió a que los soldados argentinos no estaban preparados específicamente para matar y los ingleses sí.

Grossman (1996) afirma que la violencia generalizada en los medios de comunicación interactivos, videojuegos, series de televisión y películas, está desensibilizando a los jóvenes de una manera similar a como lo hace el ejército con los soldados para que maten. Según él, se ha llegando a la etapa en la que el infligir dolor y sufrimiento no son tomados como repulsivos sino como una fuente de entretenimiento que puede acabar creando asesinos. Ya va siendo hora de pedir responsabilidades a los que mandan, porque si es verdad lo que afirma Grossman, el futuro puede ser aterrador.

14.2 Un poco de esperanza: Somos bisexuados.
a) El hombre no quiere matar

El coronel Marshall (1947) del Ejército de los Estados Unidos investigó que hacían los soldados de infantería en el campo de batalla, durante los años 1943-1945 en plena Segunda Guerra Mundial. Aunque siempre se había dado por hecho que los soldados en el campo de batalla mataban para defender su propia vida lo que descubrió es sorprendente, los soldados no huyen del combate pero incluso bajo fuego enemigo no matan. Tan sólo un 15% de los soldados disparan sus armas en la batalla, el resto no lo hace. Estas cifras aumentaban en las compañías más agresivas y bajo una presión más intensa hasta el 25%. Marshall investigó lo ocurrido inmediatamente después del combate, en más de cuatrocientas compañías de infantería en Europa y en el Pacífico y los resultados siempre fueron similares, se repetían una y otra vez. Los soldados en compañía de otros soldados siendo observados matan pero cuando están solos en su trinchera o no se sienten observados, disparan sus armas pero no matan. Cada hombre que hace esto lo hace en secreto pensando que el es el único que ha faltado a su deber. Por lo que el coronel Marshall concluye que el individuo que puede soportar la tensión del combate tanto física como mentalmente, el común y sano, tiene una profunda e inconsciente resistencia a matar a otro ser humano. Marshall creía que esto era sólo posible en los tiempos modernos, cuando el soldado tiene mayor posibilidad de escapar de la mirada de sus compañeros. Cuenta Grossman (1996) que una investigación posterior resolvió la cuestión. En 1963 se recogieron 27.574 mosquetes abandonados , el 90% de ellos cargados en el pueblo de Gettysburg (Pensilvania), en el campo de combate de una de las batallas más sangrientas de la Guerra de Secesión de los Estados Unidos. Puesto que el mosquete es un arma antigua que necesita de carga manual, los investigadores consideraron la posibilidad de que estuvieran cargados para un nuevo disparo, pero tras un análisis minucioso de las armas llegaron a la conclusión de que una gran mayoría de los soldados que lucharon en ambos bandos se negaron a disparar sus mosquetes incluso en las condiciones del combate a pie y cara a cara con el enemigo.

Para Grossman (1996), incluso entre los soldados occidentales actuales, entrenados para matar, la muerte de un semejante tiene altas consecuencias para el joven. Los militares que cumplen y hacen lo que se les había enseñado cargan con una enorme parte de culpa que va minando sus conciencias día a día. Se sospecha que las altas tasas de estrés postraumático de las guerras modernas se debe a este hecho. Según el Instituto Nacional de la Salud Mental de los Estados Unidos[19] (NIMH), alrededor del 30% de los hombres y mujeres que han pasado alguna época de su vida en zonas de guerra sufre de estrés postraumático. Los veteranos de guerra son los más afectados. El estrés postraumático rompe la vida emocional de la persona debilitándola con pensamientos, recuerdos persistentes y aterradores de esa terrible experiencia de forma crónica. Los afectados son más susceptibles que las demás personas a sufrir trastornos de ansiedad, depresión, abuso de drogas y suicidio.

Los responsables militares y políticos que fuerzan a sus soldados a matar deberían ser castigados penalmente. Sentado en una cómoda butaca de un despacho los soldados pueden ser sólo números, pero en el campo de batalla son personas que sufren y mueren.

b) Revertir el efecto

Hay un suceso poco conocido y publicitado de la Primera Guerra Mundial que permite ver hasta que punto la vuelta a la individuación puede revertir los efectos de la desindividuación.

Durante las navidades de 1914, mientras la mayor parte de Europa se desangraba en una guerra más fratricida que las anteriores, en la frontera franco-belga-alemana luchaban escondidos en trincheras, soldados franceses, alemanes e ingleses. El alto mando alemán, en un gesto humano que lo honra, decidió enviar árboles de Navidad a sus soldados. Enviaron gran cantidad de abetos y en varios puntos del frente había un árbol cada cinco o seis metros. Los arbolitos fueron adornados con velas y por la noche reunidos a su alrededor los soldados alemanes cantaron villancicos, entre ellos Noche de Paz (*Stille Nacht*). En la oscuridad de la noche estos árboles iluminados ayudaron a crear un clima de irrealidad; este clima de irrealidad permitió a los soldados la desconexión momentánea con la guerra y la vuelta a la individualidad. En esta situación los ingleses y franceses no tardaron en desear unirse a la fiesta y a pocos metros de distancia, desde la trinchera británica se respondió con villancicos propios a los cánticos alemanes. Acabadas las tonadas se felicitaron las Navidades unos a otros desde sus trincheras. Al amanecer, unos pocos soldados alemanes agitaron banderas blancas y salieron desarmados a la tierra de nadie. A pesar de las dudas los otros bandos los imitaron y salieron de sus trincheras para acudir al encuentro. Enemigos que se estaban matando unos días antes, compartieron tabaco, alcohol, salchichas o chocolate, intercambiándose muchos recuerdos y enseñándose fotografías de sus seres queridos. Los mandos de esos batallones decidieron por su cuenta establecer una tregua no oficial entre las distintas facciones en lucha. Y durante la tregua se enterró conjuntamente a los muertos de todos los bandos y se rezó en común por ellos. La tregua se mantuvo durante todas las fiestas. La censura militar descubrió estos sucesos por las cartas que escribían los soldados a sus familias que eran leídas antes del envío al destinatario y de inmediato se pidieron cuentas a los oficiales sobre lo ocurrido. Los altos mandos consideraron la tregua como una acción innoble que no debía volver a permitirse y se tomaron represalias contra los mandos y soldados más condescendientes con el enemigo. Las unidades de la tregua fueron desmembradas y distribuidas en otros frentes. Los franceses escarmentaron a varios soldados como ejemplo y los alemanes los enviaron al frente oriental donde la guerra era más cruda. El *Daily Mirror* publicó una foto que logró evadir la censura en la portada a toda página, pero las altas esferas políticas de Londres lograron que la noticia desapareciera rápidamente como si no hubiera sucedido.

Algunos fragmentos de cartas de soldados describen así los sucesos:

"Fue como si un telón estuviera a punto de levantarse ante un milagro. Se advirtió sobre una luz en el este, encima de las trincheras alemanas, demasiada baja para ser una estrella. Nos sorprendió que nadie disparara contra ella. Vi entonces otra luz. Y luego otra. De pronto hubo luces a lo largo de las trincheras enemigas, hasta donde se alcanzaba ver. (¡Dios mío! ¡Los alemanes tienen árboles de Navidad!) Entonces, de una trinchera alemana, el coro de voces de barítono más hermoso que había oído jamás empezó a entonar "Noche de Paz, Noche de Amor". Al terminar el villancico, todo nuestro regimiento vitoreó a los alemanes y cantó a coro "La Primera Navidad".

Para la víspera de Año Nuevo, mientras estaba bombeando agua de la trinchera, de pronto veo a un alemán a mi lado, estaba ebrio, y llevaba una botella en cada mano. Le ordené que volviera a su trinchera. El alemán se negó. -Entonces tendré que llevarlo prisionero-le advertí. Como respuesta el alemán me ofreció un trago: -No quiero caer prisionero, sólo quiero ser tu amigo. -fue su respuesta. Con ayuda de otro soldado, llevamos al enemigo ebrio de regreso a las líneas alemanas."

Graham Williams, de 21 años, fusilero de la Brigada de Londres[20]

"Hay que imaginarse, ¡al fin y al cabo estamos en guerra! En el primer día de Navidad había un peluquero que cortaba el pelo por un par de cigarrillos, no importa de dónde viniera el soldado, de un lado o del otro. Y más. Muchos enemigos se cortaban mutuamente el pelo."

El capitán alemán Josef Sewald[20]

"Queridos padres, no pueden creer las cosas que pasan acá en la guerra. Ni yo las hubiera creído de no haberlas visto con mis propios ojos. Anteayer se dieron la mano frente a nuestras trincheras alemanes y franceses. Increíble"

Un soldado francés[20]

En una entrevista publicada en mayo de 2009 el ex coronel británico Hollingworth respondió a un entrevistador del periódico La Vanguardia:

"Somos personas, y lo he comprobado en mis misiones y en mis propios grupos de mediación: cuando dos personas en principio de bandos enemigos se conocen por el nombre y se tratan y se enseñan las fotos de las familias y hablan de fútbol..., ¡por Dios, se les hace imposible volver a dispararse!"

c) Europa, de cuna de guerras a zona pacífica

Hoy Europa es sinónimo de paz, pero si miramos atrás en la historia de nuestro continente, esta paz es la excepción y no la regla. La antigua Europa estuvo siempre dominada por guerras inacabables, fratricidas y continuas entre vecinos. Los países europeos han estado marcados en su historia por una lucha homicida, asesina y criminal que parecía escrita en los genes. Las rivalidades entre los distintos países casi lograron destruir al continente. Según Mark Leonard (2005), sólo las dos guerras mundiales se llevaron a la tumba a 48 millones de personas, 8 millones murieron en la primera y 40 millones en la segunda.

Las guerras siempre se han hecho desde arriba y los soldados de a pie sólo han sido la carne de cañón. La pertenencia a un grupo y la asunción innata de la jerarquía, ha llevado a la tumba a millones de europeos. Bastó que se constituyera un nuevo grupo que integraba a todos los países europeos, para que la guerra que parecía incrustada en las calles de la vieja Europa, desapareciera. Con su marcha apareció la prosperidad, ahora los europeos seguimos con nuestras rivalidades nacionales pero pacíficas que son el encanto y el motor de desarrollo del continente. Todos somos miembros de otro grupo mayor llamado Unión Europea. Hoy en día los lazos son tan íntimos y tan estrechos entre países, gobernantes y población que sería inconcebible una guerra como las comunes de antaño.

Quizás la globalización con Internet, que nos incorpora a todos en un grupo único, traiga consigo un período largo de paz y prosperidad.

Capítulo 15

Factor alfa: la religión

Los primates tienen también su parte buena a pesar de que en este libro se centra sobre todo en su lado más oscuro. Se sabe que los macacos y chimpancés cuidan de sus heridos, los protegen y los ayudan hasta que se reponen. También hay pruebas documentadas de individuos con grandes deficiencias físicas que han vivido muchos años e incluso han tenido descendencia gracias a los cuidados dados por su grupo. Los primates son capaces de sentir empatía, identificarse con el estado mental de otro individuo y ayudarle. Además los primates pueden prestar ayuda, sin expectativas de recompensa, a otros animales y a otros primates incluyendo a los humanos. El antepasado común de chimpancés y humanos habría sido empático; con una tendencia natural a ayudar al prójimo, y cuando la evolución los separó, ambas líneas conservaron la empatía (Warneken y Tomasello, 2006).

Koenigs *et al.,* (2007) indican que las acciones altruistas activan una parte primitiva del cerebro dentro de la corteza prefrontal. La parte ventromedial de la corteza prefrontal sería necesaria para las emociones y los juicios morales. Los daños en esta zona se han relacionado con comportamientos psicópatas.

En un editorial, en 2007, la revista *Nature*[22] escribió:

"Hoy es un hecho incontestable que las mentes humanas, incluidos los aspectos del pensamiento moral, son el producto de la evolución a partir de primates anteriores."

Se nos ha dicho, por activa y por pasiva, que las religiones eran necesarias para poner un poco de moralidad allí donde no la había; pero la moralidad tiene sus raíces en la biología. Si nos damos un paseo por una biblioteca y repasamos un poco la historia observaremos que todas las religiones han sido más amorales que morales y han usado la violencia y la muerte con una saña sin igual.

15.1 Peones de los sacerdotes

Las religiones al igual que los ejércitos necesitan grupos formados para poder ejercitar libremente su poder. Si los ejércitos escogen soldados jóvenes, las religiones, más astutas, y más pérfidas adoctrinan desde la niñez para tener soldados totalmente adheridos. Conocedoras de que los niños son los individuos más frágiles y socialmente moldeables los utilizan pues saben que un niño aleccionado se convierte en un adulto adoctrinado. Una vez inmerso en un grupo es muy difícil salir de el, para hacerlo hay que revelarse ante una jerarquía claramente establecida y por tanto es un proceso largo y complicado.

Las religiones son conscientes de la necesidad de las amenazas, castigos y premios imprescindibles para cohesionar su grupo; para eso tienen previsto todo un cielo y un infierno muy bien amueblados. También cumplen con el requisito de la subordinación: el escalafón es claro y diáfano. Entre fieles y sacerdotes hay un abismo jerárquico. Igual que nunca ha existido un ejército igualitario y sin mandos, tampoco es posible una religión sin jerarcas. Las religiones se aprovechan del clima de estabilidad creado entorno a su adoctrinamiento grupal y aprovechando el clarísimo poder del rango imponen su voluntad y su ley. Desde el comienzo de los tiempos han creado una dominancia a medida, una elite de mando supremo con inmenso poder sobre las bases. Toda casta sacerdotal se sabe por encima de sus fieles y se creen superiores al resto de los mortales. Tanto es así que acaban creyendo que sus deseos son los designios de los dioses y que como tales deben ser obedecidos sin posibilidad alguna de crítica o desobediencia y cuanto más tiempo en el poder, más consideran sus ambiciones las de los dioses.

Dentro de este poder claramente jerárquico los fieles son sólo peones desechables como las piezas de un tablero del ajedrez. Algunos jerarcas son cariñosos y comprensivos con los fieles como cualquiera de nosotros lo puede ser con nuestra mascota, nunca de igual a igual. Pero se engañen o no, los fieles ocupan el último escalón jerárquico y para todos los mandos sus subordinados merecen un trato acorde con su posición en la escala. Su deber es la obediencia, sus ideas no sólo no importan sino que se consideran subversivas e impropias, ya existen mandos para certificar los juicios válidos. Así cualquier fanático con poder será adorado como un ser sobresaliente y superior, revestido de divinidad, independientemente de sus características individuales.

Igual que muy pocos hombres han muerto en el momento real de la batalla por su país, sus ideales, sus hogares o sus familias y han muerto por su grupo. Escasos creyentes religiosos han luchado por los dogmas y si han muerto o han matado lo han hecho por obedecer ciegamente a una doctrina dictada por sus pastores, sin importar si coincidía o no con el dogma original. Es muy difícil salirse de un grupo religioso y más aun si formamos parte de él desde niño. Si desde una temprana edad nos han adoctrinado sabiamente, romper la soga es harto complicado y requiere mucho tiempo para madurar la ruptura. Para las religiones, los niños son como jóvenes cachorros de podenco a los que hay que adiestrar, instruir y dominar.

Las religiones con su jerarquía dominante se aprovechan de ese factor alfa heredado de nuestros antepasados primates para imponer su voluntad. Todos los religiosos imponen sus intereses y, si es necesario reescriben los dictados de sus dioses para acoplarlos a sus necesidades más mundanas. Si el sacerdote es jerárquicamente único su palabra deviene la del dios. No en vano interpretar la palabra de Dios, es el cometido más importante de cualquier jerarca religioso. No han inventado nada nuevo, se ha venido haciendo así desde la más remota antigüedad. Cuando en el 2.000 a. de C. los sacerdotes del antiguo Egipto sacaban en procesión la estatua de Amón y el dios hablaba, no es muy difícil imaginar que decía lo que ellos querían oír. ¿No dijo

Amón, a través de un sacerdote, a Alejandro que Hefestión se había convertido en un dios al que había que adorar?. Sumido en el dolor tras la pérdida de su amado Alejandro estaba muy irascible en esos momentos, contrariarlo podía ser peligroso. Es casi seguro que los sacerdotes del templo no querían correr la misma suerte que Glaucias, el médico crucificado.

En conclusión, si usted es fiel de una religión recuerde que ocupa el nivel jerárquico más bajo. No es libre, su deber es obedecer al poder superior establecido. Un feligrés ocupa la posición más baja, la más prescindible de la escala y cualquier escalafón superior en jerarquía se creerá con pleno derecho a imponerle su voluntad, sólo siguen la ley jerárquica.

15.2 La intrascendencia del dogma religioso.

No es necesario ser Papa de Roma para ejercer un inmenso poder sobre los fieles, cualquier pastor lo ejerce sobre su rebaño. Cuando obedecemos ciegamente lo que nos dicta uno de estos pastores, no estamos actuando de forma individual como personas sino como parte de un grupo despersonalizado. Aunque pueda parecer que la acción es personal e individual, es sólo un espejismo, una ilusión. Recuerden que para tener pastor primero hay que tener religión. El poder de los clérigos no reside en lo que representan, su poder está claramente ligado a la jerarquía grupal, unido por tanto al factor alfa que nos primitiviza.

Durante toda la historia de la humanidad el poder que estos religiosos han ostentado ha sido desproporcionado a su función o su importancia para la comunidad. El grupo al que se dirigían siempre asumía voluntariamente el papel de subordinado obediente. Creemos ingenuamente que la sumisión está relacionada con el dogma religioso y que de ahí emana todo el poder de sus representantes, pero está interpretación es errónea. Desde que el hombre es hombre, los sacerdotes han reinterpretado los textos sagrados según sus necesidades *"ad eternum"*.

Las religiones sacan provecho a la capacidad humana de jerarquizarse grupalmente. En el aspecto religioso somos como un rebaño de ovejas siguiendo al pastor por un desfiladero, si éste decide despeñarse, todas irán detrás. Existe el convencimiento de que nos guiamos por la fe. Pero la fe y la religión importan más bien poco. Lo que de verdad hacemos es seguir como corderos al pastor sin ver por dónde y cómo nos guía, confiados, inocentes e ignorantes; es su función no la nuestra. El factor alfa ejerce este poder sobre todos los grupos humanos del planeta. Si de verdad lo importante fuera la fe o los textos, las religiones serían tan eternas e inmutables como lo pueda llegar a ser la humanidad. La historia nos demuestra que un contrapoder alfa puede cambiar e imponer una religión sin grandes contratiempos.

El inventor del monoteísmo fue un faraón egipcio que nació como Amenofis IV y que por obra y gracia de su imperial deseo suprimió una religión politeísta de miles de años. Cambió su nombre por el de Akhenatón y el culto politeísta a varios dioses por el culto monoteísta al Sol, y hasta que otro faraón no restauró la religión anterior cientos de miles de egipcios nacieron y murieron bajo el dominio del dios Atón. Según Jan Assamann (2003), Arthur Weigall estableció un paralelismo entre el monoteísmo egipcio de Akhenatón y el bíblico de Moisés. Según él, el salmo 104 sería una traducción hebrea del himno de Akhenatón. El nombre del dios único sería una copia, Atón para los egipcios y Adonai para los hebreos, e incluso identifica a Moisés con un recuerdo dislocado de Akhenatón, una suposición que no es nueva y viene estudiándose desde la antigüedad. Todos estos datos en realidad no importan, porque en la fe el contenido religioso nunca ha importado. ¿No transformó Enrique VIII a todos los ingleses, fervientes católicos en protestantes? Es verdad que siempre queda algún rebelde que se resiste como Tomás Moro ¿pero, esta resistencia es individual con coherencia con la teología, o grupal de elección entre dos poderes alfa opuestos el rey o el Papa? ¿No cayó Constantinopla, apodada la Nueva Jerusalén, baluarte del cristianismo antiguo, cuyo pueblo se decía el más íntegro y profundamente cristiano del mundo, ante el Islam y se hizo islámica?

La película *"The Body"* ("El Cuerpo") dirigida por Jonas McCord y protagonizada por Antonio Banderas y Olivia Williams, entre otros, nos cuenta la historia de una excavación en el centro de Jerusalén. Una arqueóloga descubre una tumba de un hombre crucificado con su esqueleto y lo proclama "Rey de los Judíos". Todo indica que pudiera ser Jesús. Se conjetura que si el hallazgo es cierto, el cristianismo podría desaparecer al demostrarse mentira su precepto fundamental. Nada más falso, incluso aunque fuera cierto el hecho es en si mismo irrelevante, prelados hay en la Iglesia para reinterpretar el credo y listo. ¿No afirmaba el Antiguo Testamento que el Sol giraba alrededor de la Tierra? Se intentó purgar la herejía con el fuego, pero como la verdad era innegable y consistente se reinterpretó el texto y santas pascuas. ¿No se había creado el mundo en seis días y Eva salido de una costilla de Adán? Pero como vimos la Eva africana es anterior a Adán y se llevan miles de años de diferencia ¿Cómo pudo salir de su costilla? Así se podría seguir indefinidamente.

Nuestros antepasados primates evolucionaron dentro de una jerarquía y este modelo jerárquico quedó grabado en nuestro subconsciente. Cuando los seres humanos se despersonalizan y forman parte de un grupo se convierten en un ente grupal de obediencia jerarquizada. La religión al ser grupal y jerárquica deja en manos de sus mandatarios el poder de mando con interpretación, reinterpretación y si es necesario reescritura sin límites, y para los vasallos sólo deja la posibilidad de acatar y obedecer. Tal es el poder implícito de la jerarquía grupal que pese a que cada vez hay más estudios científicos que niegan o cuestionan algunos de los hechos religiosos narrados como ciertos, nada parece cambiar, nada parece más inmutable que la obediente base religiosa.

Pero la mayoría de los cristianos piensa que el cristianismo es una religión nueva e innovadora que vino a rellenar un hueco vacío dentro de un politeísmo salvaje. La historia cuenta una realidad muy diferente. Según Assamann (2003), los politeísmos fueron más democráticos que cualquier monoteísmo posterior. Las religiones politeístas superaron el etnocentrismo primitivo. El dios Sol de una religión podía ser fácilmente equiparado al dios Sol de otra y a pesar de nombres distintos para ambos pueblos era el mismo dios. A pesar de que cada pueblo veneraba a sus distintos dioses, nadie discutía la realidad de los dioses extranjeros y la legitimidad de los cultos ajenos. En el mundo politeísta no existía esta distinción. Para Assamann (2003) los monoteísmos, inventados por Akenatón, supusieron una dictadura en el orden religioso antes existente donde dejó de funcionar la traducción cultural para dar paso a la enajenación intercultural. El dios monoteísta era único y culturalmente específico, los dioses falsos no eran traducibles y debían ser condenados como herejías paganas y todo lo que no tuviera que ver con el dios único era despreciado y debía ser erradicado como idólatra, pagano y hereje.

Según Acharya (2005), el hombre ha adorado al sol desde hace más de 10.000 años y en esta adoración al Sol se incluían las estrellas. El símbolo religioso de la cruz está relacionado con el zodiaco y es anterior en miles de años a Jesús. La cruz refleja como pasa el sol figurativamente a través de las doce constelaciones zodiacales en el transcurso de un año.

Para los egipcios de la antigüedad, desde aproximadamente el 3.000 a de C., Horus era el dios Sol personificado. Los cultos a Horus, Osiris, Serapis y al faraón del antiguo Egipto presentan tantas similitudes con la historia de Jesucristo que los historiadores Llogari Pujol y Claude-Brigitte Cardenac (2001), de las universidades de Estrasburgo y la Sorbona, escribieron un libro basándose en la traducción de textos antiguos egipcios titulado "Jesús nació 3.000 años antes de Cristo". Para estos autores, los evangelistas copiaban textos egipcios cuando escribieron la historia de Jesús. Un texto egipcio escrito en demótico del año 550 a. de C., "El cuento de Satmi", relata lo siguiente:

"La sombra de dios se apareció a Mahitusket y le anunció: Tendrás un hijo y se llamará Si-Osiris".

Este dios nació el 25 de diciembre de la virgen Isis, que es advertida para que esconda a su hijo en lo profundo de Egipto para salvarlo. Seth quiere matar al bebé Horus y su madre Isis huye con él. Su nacimiento fue acompañado por una estrella en el cielo. Fue adorado por tres reyes, que le llevaron las emanaciones y efluvios del dios Ra:

"oro la carne del dios, incienso su perfume y mirra su germinación [representación del nacimiento en la brotación de la mirra]".

A los 30 años fue bautizado por Anup, El Bautista. Tuvo 12 discípulos que viajaron con él, hizo milagros como curar enfermos y caminar sobre las aguas. La tumba egipcia de Paheri (1.500 a. de C.): escenifica la conversión de 6 jarras de agua en vino por el faraón. El dios Osiris, al morir cada año, permitía a los egipcios alimentarse con su cuerpo, el pan, y daba de beber su sangre, el vino, en una copa a Isis, para que ella le recuerde tras su muerte. Además tenía muchos otros nombres como "dios de la verdad", "la luz", "el hijo de Dios", "el buen pastor", "la oveja de Dios", se le dice "el pescador" y se representa por un pez y finalmente después de ser traicionado por Tifón, Horus fue crucificado enterrado y resucitó al tercer día.

En una entrevista con el periódico La Vanguardia, para publicitar su libro Lloragi Pujol[21] le responde al encuestador:

"3.000 años a. de C., el faraón era considerado hijo de dios: como luego Jesús. El faraón era a la vez humano y divino: como luego Jesús. Su concepción le era anunciada a la madre: como luego la de Jesús. El faraón mediaba entre dios y los hombres: como luego Jesús... El faraón resucita: como luego Jesús. El faraón asciende a los cielos: como Jesús."

En la cita el autor continua proporcionado datos al respecto, como que el Padre Nuestro es en realidad una copia de "La oración del ciego", un texto egipcio del año 1000 a. de C. El autor sostiene la tesis de que los Evangelios fueron escritos por eruditos sacerdotes judeo-egipcios del templo de Serapis, en Sakkara (Egipto), quienes tradujeron palabra por palabra varios textos egipcios.

Además, según relató Tito Livio, famoso historiador nacido en el imperio romano, en el siglo I d. de C., el cristianismo no era el único monoteísmo que buscaba adeptos en esas fechas. Durante este siglo y siglos anteriores se importaron dioses foráneos al imperio romano. Entre las nuevas religiones monoteístas importadas estaban el judaísmo, el mandeísmo religión gnóstica que reverenciaba a Juan el Bautista en vez de a Jesús, el maniqueísmo religión dualista que creía en la coexistencia del bien y el mal y por ultimo citaremos al mitraísmo. El mitraísmo era una religión monoteísta que adoraba a Mitra. Se desarrollo sobre todo entre los soldados del imperio romano. Se sabe que era una religión de origen persa, que fue adoptada por los romanos en el año 62 a de C. Fue la más popular entre las religiones mistéricas y fue apoyada en principio por algunos emperadores romanos hasta que el emperador Teodosio (poder alfa) la prohibió.

Para Acharya (2005), el cristianismo no sólo se vio influenciado por los dioses del antiguo Egipto, sino que también por otros dioses solares adorados en el imperio romano, tales como: Attis de Frigia (204 a. de C.) que nació de la virgen Nana el 25 de diciembre, fue crucificado, enterrado y al tercer día resucitó. Krishna (3000 a. de C.) que nació de la virgen Devaki con la estrella del Este apuntando su llegada, realizó milagros con sus discípulos y cuando murió resucitó. Dioniso (500 a. de C.) nacido el 25 de diciembre de una mujer mortal virgen llamada Sémele y de el dios Zeus. Además era un maestro nómada que hacía milagros como convertir el agua en vino y fue llamado "rey de reyes" y a su muerte resucitó. El dios Mitra (300 a. de C.) nació de una virgen el 25 de diciembre, tuvo 12 discípulos, hizo milagros, cuando murió fue enterrado por tres días y resucitó, también fue referido como la verdad, la luz, entre otros. Tenía un día sagrado que se celebraba el domingo o día del señor. Su festividad principal era la pascua de resurrección. Tenía una eucaristía o cena del señor en la que el dios Mitra dijo:

"quien no coma de mi cuerpo y beba de mi sangre, haciéndose uno conmigo y yo con él no se salvará".

Aunque la mayoría de los cristianos actuales no han oído hablar de las religiones paganas anteriores al cristianismo, los primeros cristianos las conocían y sabían de las semejanzas entre Jesús y los otros dioses paganos, aunque no parecía importarles. Cuenta Acharya (2005) que San Justino, uno de los primeros historiadores del cristianismo que vivió en el siglo II d. de C. escribió en sus libros de Apologías:

"cuando decimos que Jesucristo, nuestro maestro, fue concebido sin unión sexual, fue crucificado, murió y se levantó, ascendió al cielo, no proponemos nada distinto a lo que creen lo que estiman los hijos de Júpiter".

Para San Justino estas semejanzas tienen una explicación; son debidas a la acción del diablo que tuvo la previsión de venir antes que Cristo y copiar el futuro en las religiones del mundo pagano. La primera máquina del tiempo la habría construido el diablo para anticipar el futuro en el pasado. ¡Menos mal que este hombre santo se dio cuenta y lo aclaró! En definitiva para los primeros cristianos, del siglo II de nuestra era, que convivieron con las religiones paganas, mucho más antiguas. Los conceptos similares a los del cristianismo son anticipaciones del diablo que viajando en el tiempo habría anticipado la venida de Jesús. Los primeros cristianos lo resumían en la frase: "el diablo lo hizo". Por cierto se le debió estropear la máquina ya que al parecer no ha vuelto a viajar.

15. 3 Credo por poderes

Me enseñaron que el cristianismo era la respuesta rápida y lógica a las enseñanzas de Jesús. Me engañaron, el Cristianismo tardó varios siglos en dominar toda la escena religiosa. Convivió con otras religiones y sólo se impuso cuando contó con el apoyo del emperador Constantino. En el momento que el emperador Constantino logró reunificar el antiguo imperio romano tras derrotar al emperador Licinio se convirtió en el único poder del imperio. El emperador, antipagano, se traslado a Bizancio, en la actual Turquía, huyendo a la zona más cristiana del imperio temeroso de la poderosa influencia que las familias nobles de religiones paganas tenían en Roma. Constantino proclamó en un edicto al cristianismo como religión despenalizada en el imperio, e inmediatamente después de ser legalizados, los cristianos atacaron a los cultos paganos con una saña de la que sólo los monoteísmos son capaces. Y con este edicto finalizó la tolerancia religiosa; a partir de entonces todas las religiones no cristianas empezarían a ser perseguidas. Para el emperador, el cristianismo era la culminación del proceso de reunificación del imperio con una sola ley, una sola religión y un hombre por encima de ambas, él. Todos los concilios que unificaron el cristianismo se sometieron a sus directrices.

En el 315 d. de C. las hordas cristianas guiadas por sus pastores, cumpliendo la ley de Dios "ama al prójimo como a tí mismo", destruyeron los templos paganos y mataron a sus sacerdotes y a todos los fieles que pillaron. En Dydima saquearon el oráculo del Dios Apolo y torturaron hasta la muerte a sus sacerdotes.

Un poder alfa impuso una religión. La actual Estambul, región más cristiana en el tiempo de Constantino es hoy islámica. Con el paso de los siglos, el cristianismo como única religión se haría todopoderosa y lograría introducir a la cristiandad en la peor contrarrevolución de la historia, la Edad Media.

La nueva religión oficial aún necesitó de unas pocas generaciones más, para poder adoctrinar a casi todos los niños en su credo y engendrar un grupo muy cohesionado para imponer su jerarquía totalitaria. En realidad sólo se trataba de dominio y poder sobre un amplio grupo. Cuando el poder jerárquico se concentró en los representantes de una única religión ya no existieron límites a su poder omnipresente, codicioso y divino. El poder compartido con otras religiones había aplacado durante décadas a la fiera dormida. La codicia por la autoridad y jurisdicción sobre millones de files se despertó de su letargo. En cuando vieron la posibilidad de adueñarse de todo, de gozar del dominio supremo se comportaron con más saña y malicia asesina que Yeroen y Nikkie, los chimpancés del zoológico de Arnhem que destronaron a Luit. La ley: "amaras al prójimo como a ti mismo" se transformó en una nueva ley: "obliga al prójimo a amarte como te amas tú mismo"

15.4 La moral de los fieles es asunto de las jerarquías, la de los jerarcas es asunto propio

Una vez alcanzadas las mieles del poder y además de un poder jerárquico total y único. Los mismos sacerdotes que controlaban minuciosamente y con lupa la moral cristiana de sus fieles eran inmunes a la moral que exigían. Y a mayor rango, mayor amoralidad permitida. Papas indecentes que despreciaron la vida de cientos o miles de personas, la gran mayoría.

Fernando Vallejo (2007), en su libro "La Puta de Babilonia" arremete contra la jerarquía de la Iglesia Católica, en concreto contra sus Papas. Voy a transcribir algunas de las vidas de los Papas relatados en el libro. Inocencio IV en su bula *"Ad extirpanda"* azuzó a la Inquisición a usar la tortura para lograr confesiones en los procesos de herejía. Otra bula la *"Summis desiderantes affectibus"* escrita por Inocencio VIII desató la feroz persecución de las mujeres acusadas de brujas y por si esto fuera poco patrocinó a Torquemada, el primero y más cruel de los inquisidores españoles. El Papa Juan XII solía sacarles los ojos a sus enemigos y pasó por la espada a la mitad de los hombres de Roma. Además ordenó obispo a un niño de 10 años, hizo castrar a un cardenal, se fugo de Roma desvalijando San Pedro y murió asesinado por un marido que lo sorprendió en la cama con su mujer. El Papa Juan X nombró arzobispo de Reims a un niño de 5 años hijo de un conde. El Papa Juan XIX sucedió a su hermano el Papa Benedicto VIII, el Papa Pablo I a su hermano el Papa Esteban III. El Papa Bonifacio VII estranguló al Papa Benedicto VI y envenenó al Papa Juan XIV. El Papa Sergio III envenenó a su antecesor el Papa León V. Según Vallejo, Papas asesinos y genocidas los que se quieran pero papicidas ninguno, pues cuando cometieron el crimen aún no eran Papas. Al Papa Adriano III le hicieron Santo a pesar de que mandó azotar desnuda por las calles de Roma a una noble dama e hizo sacar los ojos a un alto oficial del palacio Laterano. Los Papas son elegidos en un cónclave por el resto de cardenales, bajo los auspicios del Espíritu Santo, pero ha habido un conjunto de Papas que han reinado menos de un mes.

El Papa Teodosio II murió de forma sospechosa a los 20 días, el Papa Dámaso II a los veintitrés días, de malaria o envenenado; el Papa Pío III a los 17 días y así hasta un total de 10 del conjunto de los 263 Papas. Y mirando Papas más próximos en la historia tenemos a Pío XII, el gran alcahuete de Franco y Hitler. El Papa Juan Pablo II, en sus últimos tiempos se aferraba a la silla del poder, de tal manera que los investigadores de pegamentos quisieran descubrir la fórmula.

15.5 Poner al zorro a cuidar el gallinero

Cuando un fiel se une a una congregación no importa de qué religión se trate, si es monoteísta o politeísta, se convierte en víctima de su propio destino. Es como una oveja que se une a un rebaño que va al matadero, va con todas y donde todas, obediente donde las lleva el pastor.

Los representantes de todas las religiones se aprovechan de la influencia que el factor alfa ejerce sobre nosotros. No creo que exista ningún dios, pero si lo hubiera desde luego ningún sacerdote o pastor tiene más conocimientos sobre él de los que pueda tener cualquier otro mortal. Karl Marx dijo que la religión era el opio del pueblo y acertó aunque en lo demás errara.

La religión es la droga que despersonaliza al grupo y el pastor es el jerarca que deviene en macho alfa y que como tal tiene poder cuasi total sobre su gente. Todos aquellos individuos unidos a un grupo religioso han de recordar que son obedientes debido a una influencia jerárquica heredada y que para sus patrones todos ellos son peones prescindibles. Recuerden lo que les ocurrió a los cátaros. En 1208 el Papa Inocencio III llamó a todos los cristianos a luchar en una cruzada contra los albigenses o cátaros, a los que consideraba herejes. El 21 de julio de 1209 los cruzados sitiaron la ciudad de Béziers, habitada por católicos obedientes al Papa mezclados con cátaros. El Legado Papal, Arnaldo Amalric, fue preguntado por los cruzados, cómo distinguir a los cristianos fieles a Roma de los cátaros, a lo que la bestia sangrienta respondería:

"¡Matadlos a todos! ¡Que Dios reconocerá a los suyos!"

Por esta brillante acción fue recompensado con el Arzobispado de Narbona. Y el jefe de los cruzados, Simón de Monfort, siguiendo su doctrina entró en Béziers, a la orden de "Matadlos a todos y que Dios distinga a los suyos" y así lo hicieron.

Tendemos a pensar que como jefes de grupo, los religiosos tienen una moralidad mayor y mejor que la nuestra, más acorde con lo que dice la religión. Pero la realidad enseña lo contrario día a día. Basta con estudiar la historia de cualquier zona del mundo para comprobarlo. Desde el mismo instante que la persona, hembra o macho, se aúpa en representante de una religión se convierte en un poder alfa, que está por encima de sus súbditos y al poco tiempo sus deseos personales se convierten en los del Dios, pues el poder corrompe. Baste observar la obstinación de la iglesia católica con el sexo y los preservativos. En marzo de 2009 el Papa Benedicto XVI dijo en una entrevista con periodistas:

"El problema, del SIDA, no puede ser vencido con la distribución de condones. Eso sólo aumenta el problema".

Estas palabras dichas por un político podrían pasar desapercibidas pero pronunciadas por el máximo representante de la Iglesia Católica pueden conllevar millones de nuevos infectados más de SIDA y cientos de miles más de muertes. Tan grave es el problema que una semana después la revista británica *The Lancet* escribió una nota editorial diciendo que el Papa había distorsionado públicamente la evidencia científica , con el fin de promover la doctrina católica sobre este asunto. Para los fieles católicos la importancia del Papa es vital en su jerarquía. Según la doctrina de la Iglesia Católica Apostólica y Romana, el verdadero elector de Papa en los cónclaves es el Espíritu Santo. Aunque siguiendo de cerca al papado actual y el de algunos de sus predecesores, sólo cabe pensar que ese día el famoso elector estaba desaparecido o parafraseando a Fernando Vallejo, comiendo trigo. Según la doctrina católica, el Papa es el representante de Cristo en la tierra. Y en todas sus acciones está asistido por el Espíritu Santo, además, según el concilio Vaticano I es infalible en la doctrina de la fe. Cuando el Papa dice que el preservativo no ayuda a prevenir el SIDA, está condenando a la enfermedad y la muerte casi segura a millones de católicos por todo el mundo. Y pese a los desmentidos de los científicos y la ciencia médica en general, muchos cristianos seguirán confiando en las palabras de su Vicario. Pero el hombre que ocupa el papado no tiene ninguna formación médica. ¿Por qué tantos miles o incluso millones de personas, en África y el mundo entero, están dispuestas a contraer una enfermedad como el SIDA por las recomendaciones de alguien que no sabe científicamente nada de la enfermedad? . La respuesta es que el ultraconservador Ratzinger no se dirige a las personas individuales como tales, se dirige al grupo católico. La persona individual deja de tener relevancia y se despersonaliza en el obediente grupo católico, por suerte cada vez más desgrupalizado y desobediente.

No piensen que es exclusivo de la religión católica, todas son hermanas en maldad y corrupción jerárquica. El diario El País, del día 31 de marzo de 2009, publicaba un artículo sobre el papel de los rabinos en el ejército de Israel durante la última guerra de Gaza, titulado "ardor religioso en el ejército de Israel":

"Los rabinos acompañaron a los soldados en el campo de batalla. Difundieron panfletos en los que se animaba a "no tener piedad con el enemigo". "Estamos siendo muy violentos", advirtieron mandos castrenses en plena operación. Los jefes religiosos se dirigían primordialmente a los militares laicos. Querían difundir la idea de que se trataba de una misión religiosa. Normalmente, una operación militar es un acto racional. Ellos quieren teologizarla, sostiene el experto Yagil Levy.

La enorme potencia de fuego desatada en la franja por el Ejército israelí - empleó una política muy liberal, muy flexible a la hora de emplear la fuerza. No siempre el término liberal es positivo, sonríe el profesor- respondió también a otros factores."

También y según el mismo periódico, del 28 de marzo de 2009, los terroristas suicidas islámicos se han cobrado cerca de 1.600 vidas en Pakistán desde julio de

2007. El último atentado suicida fue contra una mezquita del noroeste de Pakistán donde murieron al menos 37 personas y muchos de sus 300 fieles resultaron heridos al derrumbarse las dos plantas del edificio que cayeron sobre los fieles que asistían a la plegaria del viernes. Si se escribe en el buscador Google "ataques suicidas" aparecen 565.000 entradas, si se escribe en ingles "islamic suicide" el número aumenta hasta 5.580.000, lo que da una idea del problema. Me llamó la atención un artículo de Angel Paredes en la revista *online* "No sólo rol"[21] basado en un extracto de prensa de una agencia israelí. Según este articulista el juez del Tribunal Rabínico de Jerusalén, habría autorizado la colocación de bolsas con grasa de cerdo en autobuses y lugares públicos con el fin de evitar los ataques suicidas de islamistas, pues según la religión islámica, si un hombre tiene contacto con un cerdo antes de su muerte no podrá entrar al paraíso. El autor del artículo continúa:

"Creo que es una de las noticias más absurdas que he leído en años. Y lo es porque no sólo la noticia y el plan son absurdas si no que la propia realidad es tan estrambótica que podría tener éxito. Al fin y al cabo, los suicidas islámicos creen que tras su sacrificio por la causa del Islam irán directamente al Paraíso, donde un montón de huríes macizorras les servirán. Además su prestigio social y el de sus familias aumenta mucho y éstas suelen recibir apoyo económico y protección de Hamas y similares. Quitándoles la esperanza del Paraíso eterno tras su muerte ¿podrán convencer a nuevos mártires a que se inmolen? . Todas las religiones llegan a un punto en que sus convicciones y dogmas chocan con sus necesidades políticas o religiosas. Normalmente la cosa acaba con que el dogma se suprime y donde dije digo Diego, como hizo el cristianismo al apoyar las guerras ("hombre, cuando Jesús dijo que un cristiano debía dar la otra mejilla tampoco lo decía en sentido amplio…") o al constituir una iglesia y amasar riqueza.

Por cierto, ¿alguien ha pensado en los musulmanes no terroristas que también pueden ser tocados con esa grasa y luego morir en un atentado o en accidente? "

15.6 Contra la adoctrinación. Por la Protección de la Infancia

Ninguna religión puede ser buena cuando para implantarse necesita de la jerarquía grupal. Pero puesto que el individuo es libre de escoger, no hay nada que objetar al respecto, que un individuo mayor de edad decida ser de una religión determinada es un acto libre en nada reprobable. Pero los padres y los estados están obligados a proteger a los niños de la adoctrinación forzosa a la que se les somete desde nada más nacer. Si ese individuo quiere ser de tal o cual religión a su mayoría de edad, no hay nada que objetar. Manipular las mentes infantiles para esclavizarlos y que formen parte de un grupo religioso determinado que no han elegido debería estar prohibido y castigado.

Según Leonard (2005), la estrategia política de los jesuitas es cambiar un país desde sus cimientos para tenerlo cautivo toda la vida. Si todos los gobiernos occidentales democráticos prohíben la adoctrinación de niños por ideologías totalitarias ¿por qué consienten y pagan la religiosa? La esclavitud fue abolida hace doscientos años, pero parecen no haberse enterado y permiten oprimir, someter, subyugar, dominar, avasallar, tiranizar, aprisionar y encadenar a bebés inocentes e indefensos. ¿Por qué los adultos pueden convertir a los niños en esclavos de manera voluntaria?

250

¿Por qué se puede obligar a un niño que no puede elegir a la esclavitud desde la cuna?

La iglesia tiende a manifestarse públicamente contra todo lo que ataque sus principios morales. Para los obispos hay que defender al pueblo de la gran herejía, pero cuando se trata de defender a los niños de curas enfermos y corruptos las cosas cambian. El problema de la pedofilia o el abuso sexual de niños por religiosos es un enorme problema que tiene que afrontar la Iglesia Católica. El daño que algunos sacerdotes provocan a esos niños sí es una verdadera herejía y sin embargo, ningún obispo sale a manifestarse en defensa de los inocentes, es más, algunos investigadores los acusan de obstrucción a la justicia y de encubrir a los responsables de los hechos. El 17 de junio de 2003 BBC Mundo[25] informó que Frank Keating, presidente del Comité Nacional de Revisión (la comisión que examinaba las denuncias sobre abuso sexual cometidos por sacerdotes de la Iglesia Católica en Estados Unidos) dimitió después de acusar a los obispos de bloquear su investigación y comportarse como la mafia. Al parecer en una entrevista en los *Angeles Times* habría dicho referente a los obispos:

"Comportarse como la Cosa Nostra y ocultar y acallar, yo creo que es malsano"

Keating, ex gobernador del estado de Oklahoma (USA), fue escogido para esta tarea por ser católico practicante por lo que no se le puede acusar de ser antirreligioso. Bajo su liderazgo, el comité envió una encuesta a los obispos en todo el país. De las 195 diócesis sólo 65 respondieron, el resto no se dieron por enteradas y algunos obispos se habrían comportado, según él, como miembros de una organización criminal. En su carta de renuncia, Frank Keating escribió:

"Mis comentarios, que ofendieron a algunos obispos, eran mortalmente precisos. No me excuso de ninguna manera" "El resistirse a responder las citaciones de un jurado de acusación, el ocultar los nombres de los clérigos ofensores, el negar, ofuscar, confundir; es el modelo de una organización criminal, no de mi iglesia"

Recientemente el jueves 25 de mayo de 2009 el diario ABC[26] informaba:

"Una investigación de varios años de duración sobre abusos y maltratos a menores en instituciones de la Iglesia Católica en Irlanda entre los años treinta y ochenta ha revelado que los abusos sexuales eran «endémicos», así como el maltrato físico y emocional, además del abandono en el que se encontraban los niños. Según el informe publicado ayer, elaborado por una comisión que a lo largo de nueve años ha recogido los testimonios de numerosas víctimas, los colegios funcionaban con normas muy estrictas en las que se imponía una «disciplina poco razonable y opresiva sobre los niños e incluso sobre el personal»."

Los religiosos necesitan adoctrinar niños para mantener su autoridad y su religión activa, si no lo hicieran así, su inmenso poder desaparecería o al menos disminuiría. Los padres y los estados deberían analizar objetivamente el asunto para ver hasta que punto se están vulnerando los derechos del niño. Un niño adoctrinado en una religión no es libre, pierde su capacidad de elección y acaba convirtiéndose en un esclavo de la misma.

Todos los niños educados en un credo son más integristas en los temas morales y doctrinales de su credo que el resto. Una noticia aparecida en el diario Clarín[27] en 2005 describía a las madrazas como los centros de formación de nuevos terroristas:

"Los británicos ponen en foco a Pakistán como la principal usina generadora de las ideologías ultraislámicas que lavan el cerebro de los jóvenes en las ya famosas madrazas, las escuelas coránicas, y producen terroristas en masa dispuestos al suicidio.

Y además, por motivos religiosos, en determinados casos se les puede privar de la educación científica correcta. En febrero de 2009 BBC Mundo[28] informó:

"Los creacionistas están ganando terreno en Gran Bretaña. Esto ha sido importado de Estados Unidos y no sólo el creacionismo de los cristianos, sino también el musulmán"

"David Odulate es profesor de química de la Mustard School de Londres. Él señaló a BBC Mundo que nosotros enseñamos en la escuela que Dios creó el mundo en seis días y en el séptimo descansó."

La religión no puede estar dentro de las escuelas. Los niños han de ser educados no adoctrinados. Cuando lleguen a la mayoría de edad entonces por si mismos podrán decidir si quieren seguir una religión u otra o ninguna. No tiene sentido que el estado pague colegios religiosos para adoctrinar y esclavizar a sus pequeños. La adoctrinación de niños es una esclavitud religiosa que no debería tener cabida en pleno siglo XXI. Un adulto puede pensar como le dé la gana , pero obligar o aleccionar a un niño para que piense como él no es de recibo.

La Convención Internacional sobre los Derechos del Niño, de 1989, establece que uno de los derechos que todos los niños tienen es:

"El derecho a recibir una educación que nos permita crecer en igualdad de condiciones y tener las mismas oportunidades."

Finalmente hay que preguntarse si un niño educado bajo los dogmas estrechos de una religión está siendo educado en igualdad de condiciones y oportunidades que los otros niños o se le está cercenado su libertad de elección futura.

Si luego después, en USA, uno de estos niños denuncia ante la justicia a la religión X por daños morales a su persona y gana varios millones de dólares, que no aullará esa religión. Y ganar no sería tan difícil, pues los miembros del jurado no están ahí como parte de un grupo religioso, sino como parte de un contrapoder muy importante en America: la justicia. Un abogado competente sólo necesita hacer ver a los miembros del jurado que ellos no están actuando ahí como personas individuales sino como miembros del grupo jurado.

Bibliografía

- Acharya S. (2005) La conspiración de Cristo.La mayor ficción de la historia. Madrid. Editorial Valdemar.
- Ainsworth M. (1969). Object relations and attachment theoretical review of the infant-mother relationship. Child Development, *41* (4), 929-1025.
- American Academy of Pediatrics (2002). Coparent or Second-Parent Adoption by Same-Sex Parents. Pediatrics: 109 (2).
- Amezcua-Membrilla JA., Pichardo-Martínez MC. (2000) Diferencias de género en autoconcepto en sujetos adolescentes. Anales de psicología. 16(2): 207-214
- Assmann J. (2003) Moisés el egipcio. Madrid. Editorial Oberon
- Bader A.P., Phillips RD. (2002). Father's recognition of their newborns by visual-facial and olfatory cues. Psychology of Men and Masculinity. 3: (2), 79-84.
- Bailey JM., Pillard RC. (1991) A Genetic Study of Male Sexual Orientation Archives of General Psychiatry. 48:1089-1096
- Barney DD. (2003) Health risk-factors for gay American Indian and Alaska Native adolescent males. Journal of Homosexuality 46:137-157.
- Bartollas C. (2000). Juvenile Delinquency, Needham Heights. 5ª ed. Allyn and Bacon.
- Berman S. (2002) Prefacio, en Schneider V. (2002) Masaje infantil. Barcelona, Médici, XXVIIXXVIII
- Blázquez JM. (2006) Conductas sexuales y grupos sociales marginados en la poesía de Marcial y Juvenal.
  Web: http://www.cervantesvirtual.com/servlet/SirveObras/.
- Bogin B., Smith BH. (1996) Evolution of the human life cycle. en American Journal of Human Biology 8: 703-716
- Boswell J. (1993) Cristianismo, Tolerancia sexual y Homosexualidad. Barcelona. Muchnick editores S.A.
- Bowlby J. (1958). Child care and the growth of love. Harmondsworth, UK: Penguin Books.
- Branden N. (1995). Los seis pilares de la autoestima. Barcelona. Editorial Paidós
- Brennan A.; Ayers S.; Ahmed H.; Marshall-Lucette S. (2007) A critical review of the Couvade syndrome: the pregnant male. Journal of Reproductive and Infant Psychology. 25 (3): 173 - 189
- Brier B. (2008) Los misterios del antiguo Egipto. Barcelona Robinbook.

255

- Brizendine L. (2007) El cerebro femenino. Barcelona RBA editores.
- Bromage TG., Dean MC. (1985) Re-evaluation of the age at death of immature fossil. Nature 317: 525-527
- Browning K., Huizinga D., Loeber R., Thornberry TP. (1999). Causes and Correlates of Delinquency Program. Washington DC en *Fact Sheet*, April, # 100, OJJDP.
- Browning K., Thornberry TP., Porter PK. (1999). Highlights of Findings from the Rochester Youth Development Study. Washington DC. Fact Sheet, April, # 103, OJJDP,
- Cann RL., Stoneking M., Wilson AC. (1987) Mitochondrial DNA and Human Evolution. Nature, 325:31-36.
- Canto Ortiz JM., Moral Toranzo F (2005) El si mismo desde la teoría de la identidad social. Escritos de psicología 7: 59-70.
- Carlson NR. (2006) Fisiología de la conducta Madrid Pearson Educacion
- Carmichael MS, Warburton VL, Dixen J, Davidson JM. (1994) Relationships among cardiovascular, muscular, and oxytocin responses during human sexual activity. Archives of Sexual Behavior. 23:59-79.
- Cawthon Lang KA. (2005). Primate Factsheets: Bonobo (Pan paniscus) Taxonomy, Morphology, & Ecology. http://pin.primate.wisc.edu/factsheets/entry/bonobo
- Chagnon NA. (1968) yanomamo, The fiierce people New York, Holt, Rinehart and Winston
- Chevalier-Skolnikoff S. (1974) Male-female, female-female, and male-male sexual behavior in the stumptail monkey, whith special attention to the female orgasm», Archives of Sexual Behavior. 3: 95-116.
- de Lewis T., Amini F., Lannon R. (2001) Una teoría general del amor. Barcelona RBA libros.
- de Waal FBM. (1993) La política de los chimpancés. Madrid Alianza editorial.
- de Waal FBM. (1995) Bonobo sex and society. The behaviour of a close relative challenges assumptions about male supremacy in human evolution. Scientific American 82-88
- de Waal FBM.(2007) El mono que llevamos dentro. Barcelona Editorial Tusquets.
- di Domenico R (2006) Familias separadas y apego. Psicología. Segunda Época Volumen XXV Número 2
- Dickinson J., Koenig W. (2003) Desperately seeking similarity. Science 300 (5627):1887-1890.
- Dover KJ. (2008) Homosesualidad griega Barcelona Editorial el Cobre
- Dyer G. (2007) Guerra desde nuestro pasado prehistórico hasta el presente. Barcelona Editorial BELACQVA.
- Egeland B, Kreutzer T.(1991) A longitudinal study of the effects of maternal stress and protective factors on the development of high risk children. In: Green AL, Cummings EM, Karraker KH,editors. Life-span developmental psychology: perspectives on stress and coping. Hillsdale,

NJ: Erlbaum
- Elliot DS., Huizinga D., Agenton SS. (1985). Explaining Delinquency and Drug Use. Beverly Hills. Sage Publications.
- Elzo J. (1998). Evaluación de la realidad sociológica del adolescente en nuestro país. Intervención Psicológica en la Adolescencia. Libro de Ponencias del VIII Congreso INFAD. Pamplona: Universidad Pública de Navarra.
- Eric Marcus (2001) ¿Se elige? New York. Randon House Español
- Erickson MF., Sroufe LA., Egeland B. (1985) The relation between quality of attachment and behavior problems in preschool in a high risk sample. Monographs of the Society for Research in Child Development.50:147-66.
- Erwin K. (1993) Interpreting the evidence: competing paradigms and the emergence of lesbian and gay suicide as a "social fact". International Journal of Health Services 23:437-453
- Febo M, Numan M., Ferris CF. (2005) Functional Magnetic Resonance Imaging Shows Oxytocin Activates Brain Regions Associated with Mother-Pup Bonding during Suckling. The Journal of Neuroscience. 25(50):11637-11644
- Ferris CF., Kulkarni P., Sullivan JM., Jr, Harder JA., Messenger TL., Febo M. (2005) Pup suckling is more rewarding than cocaine: evidence from functional magnetic resonance imaging and three-dimensional computational analysis. The Journal of Neuroscience.25:149-156.
- Field T. (1995) Massage therapy for infants and children. Journal of Development and Behavioral Pediatrics. 16: 2.
- Fisher E. (2000) Primer sexo. Madrid. Taurus Ediciones
- Fittinghoff NA., Lindburg DG., Gomber J., Mitchell G. (1974) Consistency and variability in the behavior of mature, isolation-reared, male rhesus macaques. Primates. 15:111-139.
- Fonagy P., Gergely G., Jurist EL., Target M. (2002) Affect regulation, mentalization, and the development of the self. New York. Other Press.
- Fonagy P., Higgit, A. (1985). Personality Theory and Clinical Practice. Londres. Methuen.
- Fossey D. (1985) Gorilas en la niebla. Barcelona Salvat editores.
- Foucault M. (1986) Historia de la Sexualidad. México DF. Siglo XXI Editores
- Fuentes P., Carceles G., Andres R., Clúa I., Aliaga JV., Alcaide P. (1999) HOMO, toda la historia. Imperio Romano. Editorial Bauprés
- Ghiglieri MP. (2005) El lado oscuro del hombre. Barcelona Editorial Tusquets
- Golderg N. (2006). La masturbacion femenina. Spun Gold TV, Channel 4. Odisea. Reino Unido.
- Goldfoot DA., Westerborg-van Loon H., W. Groeneveld W., Slob A.K. (1980) Behavioral and physiological evidence of sexual climax in the female stump-tailed macaque *(Macaca arctoides)* Science 208: 1477-1479.
- Goodall J. (1994) A Través de la Ventana: Treinta años estudiando a los

chimpancés. Barcelona Editorial Salvat-Ciencia.
- Gramzow RH. (2002) Pánico a los gays. Un estudio demuestra que es real. Revista Imperio G Magazine, Año II N° 14.
- Granados-Cosme J., Delgado-Sánchez G. (2008) Identidad y riesgos para la salud mental de jóvenes gays en México: recreando la experiencia homosexual. Cuadernos de Saúde Pública 24 (5): 1042-1050.
- Greenspan RJ. (1995). Genética del comportamiento. Investigación y Ciencia 225: 42-47
- Grimberg C., Svanström B. (1983) Historia Universal. Buenos Aires. Editorial Daimon.
- Grossman D. (1996) On Killing: The Psychological Cost of Learning to Kill in War and Society. New York. Back Bay Books
- Gullo S., Church C. (1989) El shock sentimental. Barcelona Editorial Paidos.
- Gutmann M. (1996) The meanings of macho. Being a man in Mexico City. Berkeley.University of California Press
- Hamer DH.,Hu S., Magnuson VL., Hu N., Pattatucci AML. (1993) Linkage Between DNA Markers on the X Chromosome and male Sexual Orientation. Science. 261:312-327.
- Hare B., Plyusnina I., Ignacio, N., Schepina A., Wrangham R., Trut, L. (2005).Social Cognitive Evolution in Captive Foxes Is a Correlated By-Product of Experimental Domestication. Current Biology. 15: 226-230.
- Harris JR. (1999). El mito de la educación: por qué los padres pueden influir muy poco en sus hijos. Barcelona: Grijalbo.
- Heger H. (2002) Los hombres del triángulo rosa: memorias de un homosexual en los campos de concentración nazis. Madrid Ediciones Amaranto.
- Heistermann M., Möhle U., Vervaecke H., van Elsacker L., Hodges JK. (1996). Application of urinary and fecal steroid measurements for monitoring ovarian function and pregnancy in the bonobo (Pan paniscus) and evaluation of perineal swelling patterns in relation to endocrine events. Biology of Reproduction 55(4):844-53.
- Herrero Brasas JA. (2001) La sociedad gay. Una invisible minoría. Madrid Ediciones Foca.
- Heston LL., Shields J. (1968) Homosexuality in Twins - A Family Study and a Registry Study Archives of General Psychiatry. 18:149-160
- Hite S. (1976) The Hite Report : A Nationwide Study of female Sexuality. New York. Macmillan Publishing Co. Inc.
- Hrdy SB. (2009) Un chimpancé pensante no es un hombre sabio. Suplemento The New York Times Diario el País del jueves 12 de marzo de 2009
- Idani G. (1991) Social relationships between inmigrant and resident bonobo (Pan paniscus) females at Wamba, Folia Primatologica 57: 83-95.
- Iyëwei-Teri l. (1972) Quince años entre los Yanomamos. Caracas: Escuela Técnica Popular Don Bosco.

- Jobling MA., Tyler-Smith C. (1995). Fathers and sons:the Y chromosome and human evolution. Trends in Genetics 11: 449-456..
- Jorm AF, Korten AE, Rodgers B, Jacomb PA, Christensen H. (2002) Sexual orientation and mental health: results from a community survey of young and middle-aged adults. The British Journal of Psychiatry 180:423-427.
- Kallman FS. (1952) Comparative Twin Studies of the Genetic Aspects of Male Homosexuality. Journal of Nervous and Mental Diseases 115:283-298.
- Kano T. (1992) The Last Ape. Stanford University Press
- Kelly JF, Barnard KE. (2000) Assessment of parent-child interaction: implications for early intervention. In: Shonkoff JP, Meisels SJ, editors. Handbook of Early Childhood Intervention. 2 ed. New York: Cambridge University Press.
- Kendrick KM., (2004) The Neurobiology of Social Bonds. The British Society for Neuroendocrinology.
- Kinsey AC., Pomeroy WB., Martin CB. (1948). Sexual Behavior in the Human Male. Philadelphia: W.B. Saunders; Bloomington: Indiana University. Press.
- Kippin TE, Talinakis E, Chattmann L, Bartholomew S, Pfaus JG. (1998) Olfactory conditioning of sexual behavior in the male rat (Rattus norvegicus). Journal of Comparative Psychology 112: 389-399.
- Knowlton BJ., Mangels JA., Squire LR. (1996) A neostriatal habit learning system in humans. Science 273: 1399-402.
- Koenigs M., Young L., Adolphs R., Tranel D., Cushman F., Hauser M., Damasio A. (2007), Damage to prefrontal cortex increases utilitarian moral judgments. Nature, 446: 908-911.
- Krings M., Geisert H., Schmitz RW., Krainitzki H., Pääbo S. (1999). DNA sequence of the mitochondrial hypervariable region II from the neandertal type specimen. PNAS Proceedings of the National Academy of Sciences 96(10):5581-5585.
- Kruger T, Exton MS, Pawlak C, Von zur Muhlen A, Hartmann U, Schedlowski M. (1998) Neuroendocrine and cardiovascular response to sexual arousal and orgasm in men. Psychoneuroendocrinology 23: 401-11.
- Kutsukake N., Castles DL. (2004) Reconciliation and post-conflict third-party affiliation among wild chimpanzees in the Mahale Mountains, Tanzania. Primates 45(3): 157-65.
- Le Bon G. (1895). Psychologie des foules.Paris.Félix Alcan
- Leonard M. (2005) Por qué Europa liderará el siglo XXI Madrid Taurus.
- Lindblad-Toh K., Wade CM, Mikkelsen TS, Karlsson EK, Jaffe DB, Kamal M, Clamp M, Chang JL, Kulbokas EJ 3rd, Zody MC, Mauceli E, Xie X, Breen M, Wayne RK, Ostrander EA, Ponting CP, Galibert F, Smith DR, DeJong PJ, Kirkness E, Alvarez P, Biagi T, Brockman W, Butler J, Chin CW, Cook A, Cuff J, Daly MJ, DeCaprio D, Gnerre S, Grabherr M, Kellis M, Kleber M, Bardeleben C, Goodstadt L, Heger A, Hitte C, Kim L,

259

Koepfli KP, Parker HG, Pollinger JP, Searle SM, Sutter NB, Thomas R, Webber C, Baldwin J, Abebe A, Abouelleil A, Aftuck L, Ait-Zahra M, Aldredge T, Allen N, An P, Anderson S, Antoine C, Arachchi H, Aslam A, Ayotte L, Bachantsang P, Barry A, Bayul T, Benamara M, Berlin A, Bessette D, Blitshteyn B, Bloom T, Blye J, Boguslavskiy L, Bonnet C, Boukhgalter B, Brown A, Cahill P, Calixte N, Camarata J, Cheshatsang Y, Chu J, Citroen M, Collymore A, Cooke P, Dawoe T, Daza R, Decktor K, DeGray S, Dhargay N, Dooley K, Dooley K, Dorje P, Dorjee K, Dorris L, Duffey N, Dupes A, Egbiremolen O, Elong R, Falk J, Farina A, Faro S, Ferguson D, Ferreira P, Fisher S, FitzGerald M, Foley K, Foley C, Franke A, Friedrich D, Gage D, Garber M, Gearin G, Giannoukos G, Goode T, Goyette A, Graham J, Grandbois E, Gyaltsen K, Hafez N, Hagopian D, Hagos B, Hall J, Healy C, Hegarty R, Honan T, Horn A, Houde N, Hughes L, Hunnicutt L, Husby M, Jester B, Jones C, Kamat A, Kanga B, Kells C, Khazanovich D, Kieu AC, Kisner P, Kumar M, Lance K, Landers T, Lara M, Lee W, Leger JP, Lennon N, Leuper L, LeVine S, Liu J, Liu X, Lokyitsang Y, Lokyitsang T, Lui A, Macdonald J, Major J, Marabella R, Maru K, Matthews C, McDonough S, Mehta T, Meldrim J, Melnikov A, Meneus L, Mihalev A, Mihova T, Miller K, Mittelman R, Mlenga V, Mulrain L, Munson G, Navidi A, Naylor J, Nguyen T, Nguyen N, Nguyen C, Nguyen T, Nicol R, Norbu N, Norbu C, Novod N, Nyima T, Olandt P, O'Neill B, O'Neill K, Osman S, Oyono L, Patti C, Perrin D, Phunkhang P, Pierre F, Priest M, Rachupka A, Raghuraman S, Rameau R, Ray V, Raymond C, Rege F, Rise C, Rogers J, Rogov P, Sahalie J, Settipalli S, Sharpe T, Shea T, Sheehan M, Sherpa N, Shi J, Shih D, Sloan J, Smith C, Sparrow T, Stalker J, Stange-Thomann N, Stavropoulos S, Stone C, Stone S, Sykes S, Tchuinga P, Tenzing P, Tesfaye S, Thoulutsang D, Thoulutsang Y, Topham K, Topping I, Tsamla T, Vassiliev H, Venkataraman V, Vo A, Wangchuk T, Wangdi T, Weiand M, Wilkinson J, Wilson A, Yadav S, Yang S, Yang X, Young G, Yu Q, Zainoun J, Zembek L, Zimmer A, Lander ES .(2005) Genome sequence, comparative analysis and haplotype structure of the domestic dog. Nature. 438(7069):745-6.
- Livio Tito (1997) Historia de Roma desde su fundación. Obra completa. Madrid: Editorial Gredos.
- Lizotte A. Sheppard D. (2001). Gun Use by Male Juveniles: Research and Prevention. Juvenile Justice Bulletin:1-11.
- Lloyd EA. (2006) The Case of the Female Orgasm: Bias in the Science of Evolution. Harvard University Press
- Loeber R., Larry K., Huizinga D. (2001). Juvenile Delinquency and Serious Injury Victimization. Juvenile Justice Bulletin: 1-7.
- Main M. (1991). Metacognitive knowledge, metacognitive monitoring, and singular (coherent) vs. multiple (incoherent) models of attachment: Findings and directions for Future Researchs. Parks, C.M. Attachment across the Life Cycle. Londres, Routledge.
- Main, M. & Hesse, E. (1990). Parents' unresolved traumatic experiences

are related to infant disorganized attachment status: Is frightened and/or frightening parental behavior the linking mechanism? In In Greenberg, M., Cicchetti, D., and Cummings, M. (Eds.),Attachment In The Preschool Years: Theory, Research, and Intervention. Chicago: University of Chicago Press.

- Maldonado-Durán M., Lecannelier F. (2008) El padre en la etapa perinatal. Perinatología y Reproducción Humana 22: 145-155.
- Marazziti D., Dell'Osso B., Baroni S., Mungai F., Catena M., Rucci P., Albanese F., Giannaccini G., Betti L., Fabbrini L., Italiani P., Del Debbio A., Lucacchini A., Dell'Osso L.(2006) A relationship between oxytocin and anxiety of romantic attachment. Clinical Practice and Epidemiology in Mental Health 2:28
- Marshall SLA. (1947) Men Against Fire: The Problem of Battle Command in Future War. New York. William Morrow
- Martínez-Cruzado JC. (2002). El uso del ADN mitocondrial para descubrir las migraciones precolombinas al Caribe: Resultados para Puerto Rico y expectativas para la República Dominicana. Revista de la historia y antropología de los indígenas del Caribe
- Maslow AH. (1973) El hombre autorealizado. Barcelona Editorial Kairós.
- Masoni S., Maio A., Trimarchi G., de Punzio C., Fioretti P. (1994) The couvade syndrome. Journal of psychosomatic obstetrics and gynaecology. 15(3):125-131.
- McClintock MK. (1971) Sincronización menstrual y supresión. Nature magacine
- Mech LD. (1999). Alpha status, dominance, and division of labor in wolf packs. Canadian Journal of Zoology 77: 1196-1203.
- Mech LD., Wolf PC., Packard JM. (1999). Regurgitative food transfer among wild wolves. Canadian Journal of Zoology. 77: 1192-1195
- Mitani JC. (1985) Mating behaviour of male orangutans in the Kutai Game Reserve, Indonesia. Animal Behaviour 33: 392-402.
- Mondimore FM. (1998) Una historia natural de la homosexualidad. Barcelona Editorial Paidós.
- Morgado-Bernal I. (2005).Psicobiología del aprendizaje y la memoria: fundamentos y avances recientes Revista de neurología 40 (5): 289-297
- Naser AG., Fullá JO., Varas MAP., Nazar RS. (2008) El órgano vomeronasal humano. Rev. Otorrinolaringol. Cir. Cabeza Cuello; 68: 199-204
- Navarro MC., Ambríz DA. (2008). Solución de conflictos en los chimpancés bonobos (Pan paniscus). ContactoS 70: 5–11
- Novo Villaverde, FJ. (2007). Genética Humana. Madrid: Editorial Pearson.
- Plomin R., Defries JC., McClearn GE., McGuffin P. (2002) Genética de la conducta. Barcelona. Editorial Ariel.
- Plomin R., Owen MJ., McGuffin P. (1994) The genetics basis of complex human behaviors. Science. 264 (5166): 1733-1739.
- Price EO. (1984) Behavioral aspects of animal domestication. Quarterly Review of Biology. 59: 1-32.

- Pries L. (1999) La Migración Internacional en tiempos de globalización. Revista Nueva Sociedad 164: 56 - 67.
- Pujol Ll, Carcenac CB (2001) Jesús 3000 años antes de Cristo. Barcelona. Editorial Plaza & Janes
- Ramírez-Rozzi FV., Bermúdez-Castro JM. (2004) Surprisingly rapid growth in Neanderthals. Nature 428:936-939
- Ramírez-Varela F. (2008) El Mito de la Cultura Juvenil. Ultima décad. [online]. 16(28): 79-90.
- Richard EG., Johannes K., Susan EP., Adrian WB., Michael TR., Jan FS., Lei D., Michael E., Jonathan MR., Maja P., Pääbo S. (2006). Analysis of one million base pairs of Neanderthal DNA. Nature 444: 330-336.
- Rifkin J. (2004) El sueño europeo. Barcelona .Ediciones Paidós.
- Schaller S. (1991). A man without words. New York : Summit Books
- Schenkel R. (1947). Expression studies of wolves. Behaviour 1: 81-129
- Schore AN. (1996). The experience-dependent maturation of a regulatory system in the orbito prefrontal cortex and the origing of developemental psychopathology. Development and Psychopathology. 8: 59-87
- Schore, A. (2001). The Effects of a Secure Attachment Relationship on Right Brain Development, Affect Regulation and Infant Mental Health. Infant Health Journal. 22:7-66.
- Schore, A. (2002). Advances in Neuropsychoanalysis, Attachment Theory and Trauma Research; Implications for Self Psychology. Psychoanayitic Inquiry. 22(3): 433-484.
- Scott JP., Fuller JL. (1965). Genetics and the Social Behavior of the Dog. Chicago. University of Chicago Press.
- Sell RL., Becker JB. (2001). Sexual orientation data collection and progress toward Healthy People 2010. American Journal of Public Health. 91(6): 876-883.
- Seller A. (1987) Communication by sight and smell. En: Smuts B, Seyfarth D, Wrangham R, Struhsaker T (eds.). Primate Societies. Chicago. University of Chicago Press.
- Shaffer D. (2000). Desarrollo social y de la personalidad. Madrid: Thomson.
- Slater PJB. (1988). Introducción a la Etología. México. Cambridge University Press.
- Smith BH. (1991) Dental development and the evolution of life history in Hominidae. American Journal of Physical Anthropology, 86, 157-174.
- Smith T., Abbott D. (1998) Behavioral discrimination between circumgenital odor from peri-ovulatory dominant and anovulatory female common marmosets (Callithrix jacchus). American J Primatology, 46:265-284
- Smith T., Tafforeau P., Reid DJ., Grün R., Eggins S., Boutakiout M., Hublin JJ. (2007) Earliest evidence of modern human life history in North African early Homo sapiens. PNAS Proceedings of the National Academy of Sciences. 104(15): 6128-6133.

- Soriano Rubio S. (1999) Como se vive la homosexualidad y el lesbianismo Salamaca Ediciones Amaru
- Spiro ME. (1958). Children of the kibbutz Cambridge.: Harvard University Press
- Spitz R. (1975) El primer año de vida del niño. Barcelona Aguilar.
- Storey AE., Walsh CJ., Quinton RL., Wynne-Edwards DE. (2000) Hormonal correlates of paternal responsiveness in new and expectant fathers. Evolutionand Human Behavior 21: 79-95.
- Suetonio TC. (reedición 1992) la vida de los doce cesares. Madrid Editorial Gredos
- Swofford A. (2004) Jarhead: A Soldier's Story of Modern War. New York. Scribner
- Symons, D. (1979) The Evolution of Human Sexuality New York: Oxford University Press
- Tácito CC.(reedición 1989) Anales Madrid Editorial Gredos
- Tajfel H. (1978). Differentiation between social groups: Studies in the social psychology of intergroups relations.Londres: Academic Press.
- The Bonobo Conservation Initiative (2002). http://www.bonobo.org/whatisabonobo.html
- Trut LN. (1999). Early Canid domestication: The Farm Fox Experiment. American Scientist. 87: 160-169.
- Tsunozaki M,, Chalasani SH,, Bargmann CI. (2008) A behavioral switch: cGMP and PKC signaling in olfactory neurons reverses odor preference in C. elegans. Neuron 59(6):839-40.
- Turner JC. (1987). Rediscovering the social group: A selfcategorization theory. Oxford: Blackwell.
- Turner JC. (1991). Social Influence. Buckingham.Open University Press.
- Underhill PA., Shen P., Lin, AA., Jin L., Passarino G., Yang W.H., Kauffman E., Bonne-Tamir B., Bertranpetit J., Francalacci P., Ibrahim M., Jenkins T., Kidd JR., Mehdi SQ., Seielstad MT., Wells RS., Piazza A., Davis RW., Feldman MW., Cavalli-Sforza LL., Oefner PJ. (2000) Y chromosome sequence variation and the history of human populations. Nature Genetics: 26: 358–361
- Vallejo F. (2007) la puta de Babilonia México DF Editorial Planeta Mexicana
- Vasquez Gonzalez C. (2003). Predicción y prevención de la delincuencia juvenil según las teorías del desarrollo social (social development theories). Revista de derecho 14:.135-158.
- Vila C., Savolainen P., Maldonado JE., Amorim IR., Rice JE, Honeycutt RL., Crandall KA., Lundeberg J., Wayne RK. (1997) Multiple and ancient origins of the domestic dog. Science 276: 1687-1689.
- Warneken F., Tomasello M. (2006) Altruistic Helping in Human Infants and Young Chimpanzees Science 311(5765):1301-1303.
- Warner J., McKeown E., Griffin M., Johnson K., Ramsay A., Cort C. (2004) Rates and predictors of mental illness in gay men, lesbians and

bisexual men and women: results from a survey based in England and Wales. The British Journal of Psychiatry 185: 479-485.
- Watson P (1978). War on the Mind: The Military Uses and Abuses of Psychology. New York : Basic Books
- Wells S. (2007) Nuestros Antepasados Genographic Project. Barcelona Nacional Geographic RBA libros.
- White FJ., Wood KD. (2007) Female feeding priority *in* bonobos, *Pan paniscus*, and the question *of* female dominance. American Journal of Primatology 69:1–14
- Williams C. (1999) Roman Homosexuality.Oxford: Oxford University Press
- Williams R. (1980) Cultura, en Marxismo y literatura. Barcelona Editorial Península
- Wrangham R., Peterson D. (1998) Machos demoniacos Buenos Aires Editorial Ada Korn
- Young LJ, Wang Z. (2004) The neurobiology of pair bonding. Nat Neurosci 7: 1048-54.
- Zimbardo P., Haney C., Banks W., Jaffe D. (1986) La Psicología del encarcelamiento: privación, poder y patología. Revista de Psicología Social 1: 95-105.

Web

[1]http://es.wikipedia.org/wiki/Batall%C3%B3n_Sagrado_de_Tebas
[2]http://www.infopt.demon.co.uk/greek.htm
[3]http://www.andrejkoymasky.com/liv/fam/fams1.html#sacr.
[4]http://ec.aciprensa.com/d/donacionconstan.htm
[5]http://www.elpais.com/articulo/revista/agosto/Adriano/conquista/British/Museum/elpepirdv/20080717elpepirdv_1/Tes
[6]http://www.hermetic.com/pgm/ecloga-III.html
[7]http://www.dailymail.co.uk/sport/football/article-1092229/Beckham-bank-admirer-Milan-Italian-player-claims-Serie-A-stars-paid-sex.html
[8]http://www.todoperro.es/razas/
[9]http://www.ojjdp.ncjrs.org
[10]http://www.ambienteg.com/integracion/agaya-el-insulto-preferido-de-los-ninos-ingleses
[11]http://www.cogam.es/secciones/educacion/i/587036/153/presentacion-del-informe-jovenes-lgtb
[12]http://www.elpais.es
[13]http://www.cadenaser.com/articulo/sociedad/L/s/espanoles/mantienen110/relaciones/sexuales/ano/encima/media/mundial/csrcsrpor/20041020csrcsrsoc_3/Tes/
[14]http://www.elperiodico.com/default.asp?idpublicacio_PK=5&idioma=CAS&idnoticia_PK=241031&idseccio_PK=5&h=050910
[15]http://www.consumer.es/web/es/salud/psicologia/2007/02/16/159948.

php
[16]http://www.eduardpunset.es/charlascon_detalle.php?id=24
[16]http://www.publico.es/ciencias/190968/quimica/sexos
[17] http://www.sciam.com/article.cfm?id=why-do-some-men-experienc
[18]http://www.elmundo.es/2000/09/06/opinion/06N0020.html
[19]http://www.healthsystem.virginia.edu/uvahealth/adult_mentalhealth_sp/anptsd.cfm
[20]http://historia.mforos.com/1314199/7749142-navidad-en-el-frente-de-flandes/
[21]http://www.nosolorol.com/revista/index.php?nrev=10&nsec=7
[22]http://www.nature.com/
[23]news.bbc.co.uk/hi/spanish/latin_america/newsid_7940000/7940458.stm
[24]http://www.lavanguardia.es/politica/noticias/20090424/53688973427/guardans-catalunya-corre-el-riesgo-de-tener-un-totalitarismo-nacionalista-ciu-cdc-cinematografia-mas.html
[25]http://news.bbc.co.uk/hi/spanish/news/newsid_2995000/2995918.stm
[26]http://www.abc.es/20090521/nacional-sociedad/abusos-endemicos-ninos-irlandeses-20090521.html
[27]http://www.clarin.com/diario/2005/07/24/elmundo/i-03001.htm
[28]http://news.bbc.co.uk/hi/spanish/specials/2009/darwin_200/newsid_7878000/7878938.stm
[29]http://news.bbc.co.uk/hi/spanish/news/newsid_1749000/1749989.stm
[30]http://www.elperiodico.com/default.asp?idpublicacio_PK=46&idioma=CAS&idnoticia_PK=470299&idseccio_PK=1021&h=
[31]http://www.europapress.es/internacional/noticia-irlanda-presidenta-irlanda-cree-responsables-abusos-centros-catolicos-deben-ser-juzgados-20090528124724.html
[32]http://www.europapress.es/nacional/noticia-monsenor-canizares-no-cree-comparables-abusos-menores-irlanda-aborto-20090528130227.html
[33]http://fauerzaesp.org/index.php?option=com_content&task=view&id=72&Itemid=1

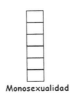

Monosexualidad

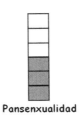

Pansenxualidad

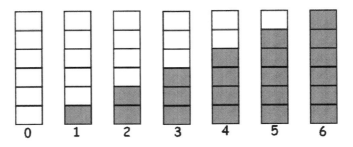

| 0 | 1 | 2 | 3 | 4 | 5 | 6 |

Escala Kinsey de bisexualidad

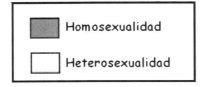

Homosexualidad

Heterosexualidad

Made in the USA
Lexington, KY
22 February 2010